치매·자살 없는 세상 만들기 …

이 책은 노벨상 감이다

치매

자살

이렇게 막아라!!

-BK 마사지 법으로 완전 퇴출-

치매·우울증없는 세상만들기... 이 책은 노벨상 감이다!

치매 자살 이렇게 막아라!

-BK 마사지 법으로 완전 퇴출-

2017년 1월 31일 3쇄 발행
2020년 2월 28일 4쇄 발행

엮은이 : 이부경
펴낸이 : 박종수 외 1인
펴낸곳 : 태평양저널
주 소 : 서울특별시 영등포구 신길5동 337
전 화 : (02) 834-1806
팩 스 : (02) 834-1802
등 록 : 1991년 5월 3일 (제03-00468)
         ISBN 978-89-9064-220-2

정가 13,000원

책머리에

치매는 이제 병도 아니다

치매와 자살은 국가의 일대 재앙인 동시에 세계적인 재앙이다. 세계 어느 나라도 치매와 자살을 예방하거나 방지할 방법이 전혀 없기 때문이다.

그러니까 치매와 자살의 원인인 우울증에 걸리면 완전히 생명을 빼앗기고 만다.

치매 환자는 우리나라에 공식·비공식 환자를 합하여 100만 명이 된다고 한다.

미국의 전 대통령이었던 레이건이 치매로 타계했고, 영국의 전 수상 대처도 치매로 사망했다. 또한 우리나라 목회자로 최고의 추앙을 받은 한경직 목사도 치매로 타계하였다.

치매에 관한 한 현대 의학이나 국가로서는 해결 방법이 없으니, 치매에 일단 걸리면 환자는 가만히 앉아서 죽는 날만을 기다리는 수밖에 없다.

특히 치매는 환자뿐만 아니라 치매 환자를 돌보기 위해 온 가족이 환자에 매달려 극심한 고통을 받아야 하니, 가족 전체가 일대 환난 생활을 해야 한다.

나는 이 책에서 '치매는 이제 병도 아니다' 하며 그 원인과 치료법(마사지 요법)을 확실히 밝혀 놓고 있다.

확실히 설명하거니와, 치매는 현대 의학에서 말하는 정신과 질병이 아니고, 두뇌 산소 공급 부족에 의한 내과적 질병임을 발견해 냈다. 따라서, 이 책을 통하여 그 원리를 확실히 인식하게 된다면 치매는 간단히 고칠 수 있는 것이다.

'자살공화국' 이라는 오명에서 벗어나라!

자살 문제 역시도 치매와 똑같이 국가나 의학계는 그 원인과 치료법을 전혀 모르고 있다.

안다고 하는 내용들 조차 자세히 분석해 보면, 모두가 엉터리 일색이다. 이런 엉터리 소리들을 하고 있으니, 우리나라가 OECD 국가 중에서 자살률 최고라는 오명을 쓰고 있는 것이다.

우리나라에서 자살자가 많으니 자살 방지 단체들의 수가 우후죽순 격으로 늘어 가고 있고, 그들이 주장하는 자살의 원인과 대책을 보면 모두가 그럴 듯하게 나열되어 있으나 모두 엉터리 일색이다.

자살 방지 단체들이 그리 많으면 자살자 수는 오히려 줄어들어야 한다. 그러나 최근 통계청의 발표를 보면 일시

감소되다가 다시 늘고 있다고 한다. 이 사실을 보아도 자살 방지 단체들의 주장이 얼마나 엉터리이고 허황된 것인지 알 수 있는 일이다.

이 책에서는 치매와 똑같이 자살도 그 원인과 치료법을 확실히 밝혀 놓고 있다.

이 우울증에 의한 자살의 원리도 치매와 마찬가지로 그 원인이 정신과 소관이 아니라 두뇌 혈류 장애에 의한 내과적 질병임을 알고 대처해 나가면 자살의 원인인 우울증은 20일 내외에서 완전히 치료할 수 있다.

사실상 이 원리는 세계에서 하나밖에 없는 이론이다. 만일 세계가 이 원리로 자살을 방지할 수 있다는 확신을 가지게 된다면 이는 진정 노벨상감이라고 평가받을 일이다.

치매, 그리고 자살의 원인인 우울증으로 고생하는 분들이나 가족, 친지들 그리고 우울증을 염려하는 분들이 있다면 반드시 이 책을 읽고 새 생명을 얻는 기쁨의 승리자가 되기를 희망한다.

뿐만 아니라, 정부와 관계 기관도 이 책의 원리와 해결 방안을 숙지하고 대처해 나간다면 우리나라는 치매와 자살자 없는 모범 국가가 될 것이요, 나아가 이 기술을 외국에 전수 또는 수출하게 된다면 엄청난 국익 창출에도 기여할 것으로 믿는다.

'엉터리 구호'에 속지 말자!

이 책에 실린 내용들은 대부분 한국교회신보에 10년간에 걸쳐 연재해 온 건강 칼럼들이다. 일부 독자들 가운데 참신한 글이라는 칭찬을 하는 이도 있었으나, 대부분 읽지 않거나 읽어도 무관심 속에서 눈요기 거리가 되어 휴지로 버려졌기에 이 심각한 자살과 치매 문제가 해결되지 않고 엉터리 무대에서 밀려나 있는 것이다.

이 내용들은 피나는 연구의 산물로서 세계인의 재앙을 막는 값진 제안이다. 현재 UN에서도 치매와 자살 문제는 심각한 사안으로 다루어 매년 9월 10일과 10월 10일을 각각 치매와 자살 방지의 날로 정하여 추진하자고 소리 높여 외치고 있으나, 그 소리는 일종의 구호에 그칠 뿐 전혀 효과 없는 겉치레 행사로 전락하고 있다.

이런 안타까운 실정에 있어, 헌 서류 뭉치 속에 묻혀 버린 묵은 원고를 그대로 사장시키기 아까워 이를 다시 꺼내 이 책을 엮어 보는 것이다. 독자들께서 애정 어린 맘으로 읽고 치매와 자살 없는 사회 조성에 뜻을 같이 해 주기를 바라는 마음 간절하다.

~ 차 례 ~

[제 1 부]
치매, 100% 완치될 수 있다

[제 2 부]
자살의 원인은 우울증이다

[제 3 부]
거짓말처럼 사라진 당뇨병
- 당뇨병 환자들의 치료 수기

치매,

100% 완치될 수 있다

모든 질병의 원인이 하나이듯
치매의 원인도 하나!

치매의 진정한 원인!

두뇌 산소 공급 부족에 있다. 머리에 공급되는 산소
가 부족하면 시상하부의 뇌 세포가 경직되어 뇌 기
능이 저하 또는 상실된다.

◆ **뇌 기능이 저하되면**

▷ 기억력 장애

▷ 의욕상실

▷ 우울증 발생

▷ 사물의 판단력 저하

▷ 삶의 가치 결여

▷ 슬픔과 절망감 유발

▷ 불안·초조·신경질·강박관념

치매의 진정한 치료법

경동맥 소체의 혈류장애 체계를 정상으로 회복시켜 산소 공급을 촉진 시킨다.

뇌 기능 산소 활력봉을 활용하여 두뇌의 산소 공급 촉진법으로 치료할 때 40~50일이면 치매는 완전히 추방된다.

이것은 나의 30년 연구의 결정판이자 건강의 꽃이다. 이 간단한 방법을 모르고 엉뚱한 원인론과 치료법으로 치매 환자를 증가시키고 있다.

정부가 제정한 치매방지법을 실효성 있게 추진하려면 세계에서 하나밖에 없는 이 기술을 수용하여야 한다. 검증이 안 되었다고 투정을 하면 이 기술은 일본 또는 미국 등에 빼앗기고 만다.

실제, 치매의 검증을 받은 의사는 세계에 하나도 없다. 치매에 관한 일본의 세계 최고 권위자 '하시쓰메 고지' 박사는 세계적으로 치매에 관한 원인은 아직도 모른다고 하였다.

치매, 현대의 재앙... 왜 못 고치고 있나?
정확한 원인을 모르고 있기 때문이다.

▷ 정확한 원인을 모르면서 아는 척한다.
▷ 지금까지 알려진 원인 설명은 모두 비과학적이다.
▷ 빗나간 원인론이 판을 치고 있기 때문이다.

치매는 정신과 소관이 아니고 내과적 질병이다. 이것을 정신과 소관으로 알고 추진한다면 치매는 절대로 고치지 못한다!

◆ 빗나간 원인 설명들(비과학적 엉터리)

▷ 뇌 신경세포의 파괴

▷ 다발성 뇌혈관 장애

▷ 뇌의 노화현상

▷ 스트레스의 증가와 운동 부족

▷ 신경 전달 물질의 대사 장애

▷ 뇌혈관의 막힘과 뇌경색의 반복

▷ 뇌졸중으로 뇌가 서서히 죽는 현상

▷ 파킨슨씨 병과 간질

▷ 지나친 음주와 흡연

▷ 고혈압과 고지혈증, 성인병의 확장

▷ 취미 생활과 독서 생활의 결여

▷ 고령화 시대의 특이한 현상

▷ 유전병, 가족력

▷ 육식 위주의 식생활

▷ 부모와 인근 친지의 죽음

▷ 완고하고 성급한 성격

▷ 신문·잡지·TV를 멀리하는 생활

▷ 고독을 즐기는 성격

※ 이러한 원인론은 치매를 부추길 뿐이다.

◆ 치매의 증상

▷ 기억력 상실

   - 자신의 이름, 생년월일, 가족의 성명, 자기 집 주소, 최근에 한 일을 모른다.

▷ 지능지수의 저하

▷ 의욕 상실

▷ 우울증 증상

▷ 사물의 판단력 결여

▷ 밤잠을 못 자고 가출 심리 발동

▷ 시간 관념, 계절 감각 결여

▷ 배변 판단 상실

▷ 슬픔과 절망감에 휩싸임

▷ 자기 의사 전달 능력 저하

◆ 나의 치매 퇴치 사례

▷ 모 교수 부인의 치매

▷ 금산의 우주통신 기지 설계자인 서울 공대 모 교수

▷ 수원의 도의회 의원 부인

▷ 제주도 서귀포의 모 요양병원 치매환자 6명

▷ 기타 이름을 밝히기를 꺼리는 환자 여러 명

◆ **확실한 검증 방법**

▷ 보건복지부 또는 지방자치단체장이 선정한 치매 환자 2~3명을 시범적으로 치료해 주는 방법

▷ 일반 요양병원에 입원 중인 환자 2~3명(복지부가 선정)을 치료해 주는 방법

◆ **대처 방안**

▷ 치매 예방 관리 요원 선정, 보건복지부 또는 지방자치단체장이 지정

▷ 선정된 관리요원에 대한 교육 뇌 산소 공급 촉진법 훈련 및 자격증 부여

▷ 교육을 받은 관리 요원 각 기관에 배치

▷ 지방자치단장은 치매 환자 또는 의심 환자를 확인, 관리요원에게 통보

▷ 통보받은 관리 요원은 확실한 진단을 하고

◆ **치매 치료기술 전수 계획**

  - 치매방지법에 의하여 치매 기술을 필요로 하는
보건복지부 / 지방단체 / 치매 관리단체 등에서
요청을 하면 적극 지원할 것을 준비 중에 있음.

이부경 교수의 **뇌기능 활성화 연구의 결실**

뇌기능 산소 활력봉

특허증 특허 제10-1190194호 (2012. 10.05)

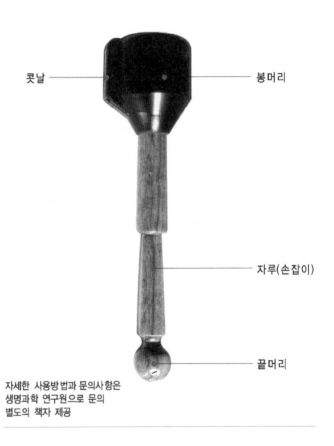

콧날 ——————— 봉머리

자루(손잡이)

끝머리

자세한 사용방법과 문의사항은
생명과학 연구원으로 문의
별도의 책자 제공

치매, 이제는 병도 아니다

    치매는 노인들에게 닥치는 날벼락이라고 설명하는 KBS의 보도를 듣고 섬뜩한 생각이 들었다. 실제로 대부분의 노인들은 예고 없이 찾아드는 치매의 덫에 걸릴까봐 전전긍긍하고 있다. 치매에 일단 걸리면 병원에서 고치지 못하는 불치병이면서 그 가족들과 함께 엄청난 고생을 하다가 죽어 가는 심각한 질병이기에 더욱 그러하다.

    한때 세상을 주름잡던 유명 인사들도 치매의 덫에 걸려 고생한 사람이 많다. 미국의 레이건 전 대통령이 이 병으로 고생을 하다가 세상을 떠났고, 영국의 전 총리였던 대처 여사도 이 병으로 심한 고통을 받다. 사망했다.우리나라의 첫 번째 여성 변호사였던 이태영 여사도 이 병에 걸려 고생을 하다가 타계를 했다.

이처럼 이 병은 누구를 막론하고 무차별적으로 찾아드는 날벼락 같은 질병이므로, 이는 인류를 재앙으로 몰고 가는 심각한 질병이라고 의사들도 입을 모아 우려하고 있다.

그런데 내가 치매를 잘 고친다는 소문을 듣고 제주도의 모 요양병원에서 그 병원에 입원 중인 치매 환자들을 고쳐 달라는 요청이 있어, 약 2개월 동안 그 곳에 머물면서 치매 환자 6명을 완전히 고쳐 주고 돌아온 적이 있다.

또 오래 전에 나의 서울대 은사였던 류모 교수의 부인이 치매에 걸렸는데, 자기 남편을 시아버지라고 부를 정도로 인지 능력이 떨어진데다 눈꺼풀이 완전히 처져 눈을 뜨지 못하는 중증 치매도 고쳐 준 일이 있다.

또한 우주 통신 기지의 설계자였던 유명한 서울대

모 교수도 치매에 걸려 자기의 배설물을 사방의 벽에 묻혀 놓을 정도로 중증 환자였는데, 역시 교수인 그의 딸과 목사인 사위의 부축을 받고 내게 찾아와 약 30일 만에 마사지 요법으로 고쳐 간 일이 있다.

위의 사례들 말고도 이러저러한 치매 환자들을 고쳐 준 경험이 적지 않아, 치매는 이제 완전히 고칠 수 있는 질병이라는 확신을 갖게 되었다.

그러나 지금 현대 의학에서 치매는 고칠 수 없는 질병으로 간주하고 있으며, 이는 세계에서 공통적인 실상이다. 그래서 세계의 유명한 정신 의학계 교수들이 총동원되다시피 하여 집중적인 연구를 해 오고 있으나, 현재로서는 전혀 고쳐 낼 전망이 없다.

다만, 일부 대학 병원과 정신과 교수들이 치매 예방 백신의 개발과 함께 치매 진행을 완화시킬 수 있는 신약을 개발하여 앞으로 몇 년 안에 실제 치료에 투입할 가능성을 예상하고 있다는 조선일보의 특별 기획 기사가 1면 전체를 장식하고 있기에 한마디 적어 보는 것이다.

그러나 나의 입장에서 볼 때, 그 기사의 내용은 하

나의 희망이요 예측에 불과할 뿐이지 현재의 연구 실정이나 경향으로 보아 절대 불가능한 일이다. 사실 의학계가 치매를 예방하고 치료하는 기술을 개발해 냈다면, 이는 인류를 위해 엄청난 기여를 한 업적으로서 마땅히 노벨상감이라 할 수 있다.

그렇다면 오늘날의 의학계가 치매를 고치지 못하고 있는 이유는 무엇일까? 이는 치매의 진정한 원인을 모르고 있기 때문이다.

현재 정신 과학자나 정신과 의사들이 말하는 치매의 원인을 살펴보면 다음과 같다.

▷ 뇌신경 세포의 파괴
▷ 뇌혈관이 막혀 뇌경색이 반복되는 경우
▷ 감염성과 대사성 질환
▷ 중독성 질환
▷ 파킨슨씨병과 간질
▷ 뇌졸중으로 건강한 뇌가 서서히 죽어 가는 경우
▷ 베타 아밀로이드 단백질이 뇌세포에 붙어 생기는
   경우

▷ 뇌의 노화와 가족력(유전적 소인)

▷ 고혈압이나 고지혈증

▷ 지나친 음주와 흡연

　모든 질병은 그 원인이 하나라는 원칙에서 볼 때, 이와 같이 여러 가지 원인이 치매를 유발한다고 본다면 이는 처음부터 완전히 빗나간 원인론이라고 할 수밖에 없다. 이런 빗나간 소리를, 또 원인 인자 상호 간 연계성도 없는 원인론을 멋대로 꾸며 대고 있으니, 확실한 치료법을 연구해 낼 수 없게 되는 것이다. 이런 상태에서, 원인이 그처럼 복잡다단하다는 치매에 대하여 치료 예방 백신 운운하며 몇 년 안에 치료약이 개발될 것이라고 장담하는 의학계의 말을 어느 수준까지 믿어야 할지 의문이다. 행여나 30년 전에 있었던, 무릎 관절염 치료약이 개발되었다는 의학계 자랑의 재판이 되지 않기를 바라는 심정이다.

　우울증과 마찬가지로, 내가 연구하여 밝혀 낸 치매의 원인은 의학계가 말하는 것과는 전혀 달리, 두뇌 혈류 장애에 의한 산소 부족에 있는 것이다.

우리가 호흡하는 산소의 65%는 뇌에서 소모된다. 그런데 어떤 원인으로 목덜미 경동맥 소체의 혈관이 좁아지거나 기능이 떨어지면 두뇌에 혈류 장애가 와서 머리로 공급되는 산소의 양이 부족해진다. 머리에 공급되는 산소가 부족해지면 시상하부의 세포가 경직되어 뇌 기능이 저하된다. 바로 이것이 치매의 원인이 된다. 이 간단한 원인을 모르고 여러 가지 엉뚱한 이유를 나열하고는 알츠하이머 질환이니, 혈관성 치매니 하는 복잡한 설명을 하고 있는 것이다.

아무튼 이렇게 하여 나는 치매를 유발하는 확실한 원인을 찾는 데 성공하였다. 그러므로 치매의 치료법 역시 확고하게 정립할 수 있었다. 목덜미 경동맥 소체의 기능이 떨어져 생긴 질병이니까 경동맥 소체의 기능을 회복시키는 마사지 요법이면 되는 것이다.

나는 이 원리인 BK마사지 요법을 가지고 제주도에 가서 치매 환자 6명을 완전히 고쳐 주었고, 모 교수 부인의 치매도, 서울공대 교수의 치매도 고쳐 주었다. 두뇌 산소 공급 촉진 마사지법을 활용하면 치매를 완전히 치료할 수 있다는 사실을 입증한 것이다.

이러한 결과를 놓고 보아도, 치매를 정신과 질병이라고 확정 짓고 있는 의학계의 이론이 얼마나 잘못되어 있는지 확인할 수 있다. 다시 말해서, 치매는 정신과나 신경과 질병이 아니고 순수한 내과적 질병이다.

이 혁명적인 원리를 이용하여 나는 치매 치료용으로 '산소공급촉진 마사지용 활력봉'을 개발해 냈다. 이 활력봉을 활용하면 치매가 신기하게 치료된다는 사실을 확인할 수 있었다. 그야말로 세계가 놀랄 획기적인 치료법이다. 이제 치매는 불치병이 아니라 반드시 치료할 수 있는 질병임을 알고 대처해 나갔으면 한다.

치매, 보건소장들과의 대화

　내가 일하고 있는 치유센터에 A시와 H군의 보건소장들이 찾아왔다. 보건소장들이 자의적으로 내 사무실에 찾아온다는 것은 전혀 기대할 수도 또 바라지도 못할 일이다. 그런데 그 분들은 사전에 연락하고 각각 찾아온 것이다.

　해당 시장과 군수들이 치매의 원인과 치료 방법에 관한 나의 강의를 듣고 보건소장에게 나를 찾아가 확실한 내용과 실천 계획을 알아보라고 한 지시에 따른 것이다.

　해당 시장과 군수는 관할 구역에서 치매로 고통 받고 있는 환자와 가정이 많기 때문에 그것을 해결하기 위한 방법을 절실히 찾고 있던 차에 나의 혁명적인 원인과 치료법에 감동받아 그 보건소장을 시켜 알아보고 대책을 강구해 보라는 뜻으로 내게 보낸 것이다. 그렇지 않고서는 보건소장이 나를 찾아올 일이 없다.

지금 우리나라의 치매 환자는 공식·비공식 합하여 100만이 넘는다는 통계와 일부 풍문이 돌고 있다. 일단 치매에 걸리게 되면 본인은 말할 것도 없거니와 온 가족이 그 환자에 매달려 보살펴야 하는 사정이기 때문에 집안이 거덜난다는 여론이 팽배하다.

사정이 이렇게 급박한 것이기에, 2011년 국회에서는 치매방지법을 만들어 정부에 이송하면서 다음해부터 보건복지부가 이를 적극 실행하여 치매 없는 나라 건설에 전력하도록 촉구하였으나, 3년이 지난 지금 그 법은 있으나 마나 한 상태이다. 전혀 실효를 거두지 못하고 있기 때문이다.

사실상 그 법이 생긴 이후에도 치매 환자는 날이 갈수록 증가하여 이제 치매는 국가의 재앙이라는 세론이 비등하고 있는 것이다.

사정이 이렇다 보니, 지방자치단체장들은 치매에 관해 관심을 쏟지 않을 수 없게 되어 있는 것이다.

이 때에 '치매는 이제 병도 아니다' 하는 내용으로 강의를 하며 책자를 발간해 보급하고 보니, 관심 있는 자치단체장들의 눈이 쏠리지 않을 수 없게 된 것이다.

이런 차제에 A 시장과 H 군수는 산하 보건소장을 내게 보내어 상황을 자세히 파악해서 보고하라는 지시를 내린 것이다.

내게 찾아온 보건소장들에게 각각 2시간씩 '치매는 완전히 고칠 수 있는 질병'이라는 내용으로 그 원인과 치료법을 자세히 설명하였다. 나의 설명을 진지하게 듣고 있던 소장들은 한마디 반론 없이 전폭적인 지지를 보내며 긍정적으로 받아 주었다. 그러면서 자리를 뜰 때에는 각각 시장과 군수님께 잘 보고 드리겠다고 하기에 큰 기대 속에 시장·군수의 반가운 소식을 기다렸다. 그러나 그 후 소식이 전혀 없어 그 사연을 확인해 보니 추진이 어렵다는 회답이었다.

이유는 보건소장이 반대를 하기 때문이라 했다. 긍

정적으로 고려하고 보고 드리겠다던 소장들이 돌아가서는 현실적인 사정으로 하기 어렵다고 보고 했다는 것이다.

보건소장들이 이러한 사실을 의료계에 물어 보니, 이에 찬동하는 의사가 하나도 없었음을 암시 하는 대목이다. 현대 의학이 아닌 자연요법은 검증이 안 된 분야이고 이것을 추진한다면 현행 의료법에 저촉될 뿐만 아니라 현재의 의료 체계가 무너질 것이라며 강한 반대가 있었을 터이니, 이 반대론을 그대로 시장·군수에게 보고하였을 것으로 짐작이 간다. 어떤 시장이나 군수이건 자기가 가장 믿고 사랑하고 있는 보건소장의 건의를 따르지 않을 단체장들이 없을 것은 분명한 일이다.

나는 여기서 보건소장들은 국민의 건강과 생명을 지키기보다 의사들의 권익이나 주머니를 지켜 주는 것이 더 중요한 것으로 인식하고 있다고 본다. 실제로 치매는 국민의 생명을 빼앗는 국가적 재앙이다. 이 재앙을 막아 주는 것이 그들의 사명이요, 임무이다. 그런 사명의식과 국가관이 없으면서 그저 자리나

지키고 그들이 정한 규정만 지키는 정도의 편안하고 기계적인 일만 하는 보건소장이라면 그 존재 가치가 없는 것이 아닐까?

확실히 말하거니와, 내가 연구해 낸 치매의 원인과 치료법은 현 의료법에 전혀 저촉이 되지 않는다는 것이 내가 만난 보건소장들의 견해이다. 왜 그런가?

나의 치매 치료법은 의료법에 명시된 의료 약품이나 주사약과 의료 장비를 전혀 사용하는 것도 아니고, 오직 두뇌 산소 공급 촉진을 위한 일종의 '마사지 요법'이기 때문이라 했다. 그러니까 의료법에 저촉되지 않는 방법이므로 나의 치매 요법은 자기들의 권한 밖이라는 것이다.

그러면서도 시장·군수에게는 반대 의사로 보고하였다 하니, 나는 그 보건소장들에게 큰 실망을 하지 않을 수 없었던 것이다.

실제로 세계 각국은 치매 방지를 위하여 매년 수백, 수천억의 예산을 투입하고 있는 실정이다. 그런데 나는 정부 예산을 한 푼도 안 받고 순수 자비로 치매 방지 방법을 연구해 냈으니 얼마나 장한 일인가?

실상 치매는 우리 나라뿐 아니라 세계적인 인류의 재앙이다. 그래서 치매를 없애는 방법이 개발되었다면 이는 노벨상감이라는 중론이고, 이 기술을 일본, 미국, 중국, 영국 등 외국에 수출 하면 막대한 국익창출에도 기여하게 될 것이란 의견도 적지 않다.

이런 상황이므로 관심 있는 지방자치단체나 일반 사회단체, 복지재단, 기업인, 종교단체 누구나 의료법에 의한 간섭이나 저촉 없이 자유롭게 막대한 이익을 창출할 수 있는 치매센터를 설치 운영한다면 막대한 일자리 창출과 국민 건강에 위대한 공헌을 할 수 있을 것으로 확신한다.

지금 치매 때문에 정부나 사회가 안고 있는 경제적 손실은 천문학적인 수준이다. 치매센터 설치 운영 희망자들은 종전의 치매에 관한 엉터리 상식을 완전히 버리고, 이 신기하고 거창한 일을 해 보기를 희망해 본다. 정부와 지자체장들은 치매 방지에 깊은 관심을 가지고 국민의 건강 확보와 국익 창출을 위해 적극 추진하기를 갈망해 본다.

레이건 대통령과 치매(알츠하이머병)

　　레이건 전 미국 대통령이 오랜 세월 심각한 치매로 고생하다가 사망했다. 의학이 최고로 발달되어 있는 미국에서조차 전 대통령의 치매를 치료하지 못하고 있었으니, 치매야말로 완전히 불치병이라고 할 수밖에 없다.

　　그런 까닭에서인지 우리나라에서는 유명하다고 손꼽히는 의학자나 건강학 저술가들이 써 놓은 건강론마다 이 심각한 치매에 관해서는 전혀 언급이 없다. 유산소, 무산소 운동 건강법이 만병통치의 보약이라며 떠들썩한 인기를 독차지하고 있는 황 박사의 '신바람 건강법' 속에도 치매만큼은 목차에도 없다.

이렇듯 치매는 현대 의학에서 불치병으로 간주하고 있기 때문에 치매 환자가 나날이 급증하고 있는 실정이다. 그러다 보니 항간에서는 고스톱, 마작, 윷놀이 등을 권유하거나, 노래방 등에 가서 노래를 하며 손뼉을 자주 치라는 치매 예방법을 가르쳐 주기도 한다.

치매에 한 번 걸리면 의욕 상실, 언어 장애, 이명, 난청, 혼수, 시력 감퇴, 기억력 상실, 신경 마비, 두통, 어지럼증, 손발 저림, 피로 등 여러 가지 증상이 겹쳐지기도 하기 때문에 정상적인 생활이 불가능해진다. 따라서 엉뚱한 행동을 하다가 화재, 가출, 가재도구 파손 등 사고를 저지를 수도 있어, 환자 본인은 말할 것도 없거니와 이를 지켜보는 가족들에게는 심각한 우환의 대상이 되기도 한다.

현대 의학에서는 치매의 원인에 대하여 뇌동맥의 경색으로 생기는 뇌혈전에 의하거나 또는 뇌조직이 파괴되었기 때문에 생긴다고 설명하고 있다. 이 때 고혈압이나 당뇨병, 고지혈증이 있으면 이 병은 더 빨리 진행된다고도 한다. 그러기에 의사들은 이 병에 걸려 있으면 MRI, CT 등으로 뇌혈관 촬영을 하여 정확한 진단을 해 보라고 권유도 한다.

그러나 나의 연구 결과로 밝혀 낸 치매의 원인은 뇌동맥의 경색이나 뇌조직의 파괴가 아니라 두뇌로 공급되는 산소의 부족에 있음을 알게 되었다. 앞에서도 설명했듯이, 우리가 호흡하는 산소량 중에서 65%는 두뇌에 공급되고 나머지 35%만이 기타 인체 조직에 공급된다. 이 과정에서 혈액 속의 헤모글로빈이 운반한 산소를 폐에서 받아 심장으로 보내는데, 산소는 여기서 다시 혈관을 타고 머리로 올라가게 된다. 이 때 뇌혈관 동맥의 직경이 좁아지거나 기능이 저하되면 두뇌로 가는 혈류에 장애를 받아 산소 부족증이 생긴다. 이럴 경우에 뇌혈관 동맥의 직경을 정상화시켜 기능을 회복해 주면 뇌에 산소가 충분히 공급된다.

그 산소 공급 촉진 마사지법이 바로 내가 개발한 BK 요법인데, 이 방법으로 치료하였더니 1~2개월이면 치매가 완치되었다. 이 마사지 방법을 써서 여러 치매 환자를 정상으로 회복시켜 준 일이 있는데, 그

대표적인 치료 사례를 들어 본다.

  나의 친지 중에 80을 넘긴 할머니가 치매에 걸려 이 병원, 저 약방을 두루 찾아다녔는데도 병을 고치지 못하다가 결국 거동조차 하지 못하여 누워 지내게 되었다. 인근 병원의 치매 전문의가 주치의가 되어 매일 왕진 치료를 하였으나, 전혀 치료 효과가 없이 병세는 점점 악화되어 갔다. 할머니의 눈은 완전히 감겨 버렸고, 손발마저 움직이지 못할 정도로 기능을 상실하였다. 그러니까 식사도 스스로 하지 못하고, 화장실 출입도 보호자의 도움 없이는 불가능할 정도로 중증이 되고 말았다.

  그렇게 꼼짝달싹도 못하던 할머니는 내가 치료를 시작한 지 3일 만에 무겁게 감긴 눈꺼풀을 뜨더니, 19일 만에 혼자서 식사를 할 정도로 상태가 호전되었다. 남편을 시아버지로 착각할 정도로 오락가락하던 의식도 회복되었고, 20일쯤 지나니까 혼자서 화장실 출입도 할 수 있게 되었다. 그 후 그 집안에 이상한 기류가 흘러 더 이상 치료를 할 수 없게 되었으나, 얼마 후에 할머니의 상태를 알아보니 대단히 호전되었다는 반가운 소식을 듣게 되었다.

그 외에 여러 치매 환자들을 만나 치료해 본 경험을 바탕으로 '치매는 이제 병도 아니다' 할 정도의 확고한 치료 기술을 확보하기에 이르렀다. 모든 일이 다 그러하듯이, 병을 고치자면 먼저 그 발병의 원인을 정확하게 찾아내야 한다. 그렇지 못한 상태에서 병을 고치려고 덤벼들다가는 도로에 그치거나 위험한 일을 당하기 십상이다.

치매 치료를 두뇌 산소 공급 촉진이라는 원리나 생리적 이론을 모르고 한다는 것은 모두가 엉터리라고 하겠다. 거동도 자유롭지 못한 환자에게 신바람 나는 운동이 효과적이라 해서 억지로 시켜 본들 할 수 없는 노릇이고, 또 사랑이 보약이라 해서 사랑을 읊어 대는 것으로 치매를 고치려 한다면, 무당굿으로 치매를 고친다고 대드는 어리석음과 하등 다를 바가 없다.

치매 환자 요양소인가, 아니면 수용소인가

　얼마 전에 보건복지부에서는 노인 복지 정책의 일환으로 각 지역마다 치매 환자 요양소를 신설하여 치매로 고생하는 노인들의 건강 증진을 도모하겠다고 발표한 적이 있다. 국민의 건강관리 문제를 책임지고 있는 복지부가 앞으로 닥칠 고령화 사회에 대처하기 위하여 노인 우대책에 눈을 돌렸다는 데 이의를 달 사람은 아무도 없을 것이다. 오히려 지당한 정책 목표라고 큰 박수를 받을 일이다. 더욱이 치매로 고생하는 노인의 수가 매년 증가 일로에 있음은 우리나라뿐 아니라 세계가 공통적으로 당면하고 있는 고민거리인 현실에서, 복지부가 내놓은 정책을 반대할 사람은 없다.

미국, 유럽 등에서는 이미 수십 년 전부터 치매가 사회적인 문제로까지 확대되어 원인 규명과 치료 등을 위한 연구에 막대한 연구비를 쏟아 붓고 있다.

그리고 평균 수명이 급격히 불어난 우리나라 역시 노인 인구가 급증 추세에 있는데 반해, 이들 치매 환자들을 돌봐 줄 사람은 핵가족화, 산아 제한 등으로 오히려 줄고 있어 심각한 사회, 보건 문제로 대두되기 시작했다.

현재 의학계에서는 치매 질환의 원인에 대하여 대뇌피질이 수축되어 뇌 속에 비정상적인 신경섬유 다발이 생성되면서 아밀로이드라는 폴리펩티드 물질이 축적되어 생기는 병이라고 정의하고 있으나, 아직까지는 정확한 원인과 발병 메커니즘이 밝혀지지 않은 불치병으로 알려지고 있다.

흔히 65세 이상의 노인에게 잘 생겨 예전부터 우리나라에서는 노망(老妄 ; 노인성 치매)으로 불렸던 이 질환은 이제 30대에서 발병되기도 하는데, 이 병의 발견자이자 독일의 정신과 의사인 알츠하이머의 이름을 따서 '알츠하이머병'이라고도 부른다.

이 질환에 걸리면 기억력 상실 등의 증세가 생겨 마치 어린아이처럼 행동하고, 자신이 한 행위나 말을 전혀 기억하지 못하며, 손을 떠는 등 심각한 이상 증세를 보인다. 그러므로 이들 환자를 곁에서 제대로 돌봐 주지 못하면 각종 안전사고 등으로 목숨을 잃기도 한다.

미국의 경우 65세 이상의 노인 가운데 10% 정도가 치매 질환을 앓고 있다고 하는데, 다른 나라의 경우도 이와 비슷한 비율을 보이고 있으리라고 믿어진다.

이러한 현실에서 우리의 보건복지부가 세계 어느 나라보다 앞장서서 치매 환자 요양소를 신설 운영하겠다고 하니, 외견상으로는 그럴 듯한 정책으로 칭찬받을 일이다. 하지만 그러한 정책을 펼쳐서 치매 환자를 줄일 수 있다고 생각한다면 크나큰 오산임을 먼저 알아야 한다.

치매 환자가 줄지 않고 오히려 증가하는 까닭은,

치매의 발병 원인조차 몰라 현대 의술로는 해결할 수 없는 질병이 되어 있기 때문이다. 의료 선진국인 미국의 대통령을 지낸 레이건이 치매를 고치지 못하고 사망했다는 사실은 그 질병이 고도로 발달된 현대 의학으로도 치료할 수 없는 불치병임을 웅변하고 있는 것이다.

그런데 보건복지부에서 이와 같은 치매 환자를 위해 각 지역마다 요양소를 설치하겠다는 방안은 치매 노인들의 질병을 고쳐 주겠다는 뜻인지, 치매 노인에 대한 일반 가정의 간병 수고를 덜어 주기 위한 시책인지 선뜻 이해가 가지 않는다.

치매 질환을 치료할 수 있는 의술이 아직 개발되어 있지 않은 단계에서 치매 환자 요양소를 설치 운영하게 된다면, 이는 치료를 위한 요양소라기보다 치매 환자의 수용소가 되지나 않을까 걱정이 앞선다. 만일 이러한 우려가 현실이 되어 요양소가 아닌 수용소로 전락된다면, 이는 치매 노인 환자의 낙원이 아니라 지옥이 될 우려가 크다 할 것이다.

만에 하나 이렇게 된다면, 요양소 건립에 소요되는

시설비와 그 운영비, 그리고 그에 따른 담당 의사와 공무원들의 증원, 다시 말해서 늘어나는 벼슬자리에 소요되는 예산의 낭비가 엄청나게 불어나지 않을까?

사리가 그러하다면, 그런 장밋빛 시책보다는 치매 질환의 원인 규명과 치료 방법의 연구가 선행되어야 하는 것이 순리가 아닐까 하는 노파심에서 한마디 남겨 본다.

정부의 치매 원인 규명의 허상

　최근　미래창조과학부는　치매의　원인을　규명하기
위해　서울대,　조선대,　삼성병원　등과　공동으로　알츠
하이머성　치매의　조기　진단법을　연구키로　하였다는
보도가　있었다.

　치매는　원래　보건복지부　소관으로서　2009년　10월
'치매와의　전쟁'을　선포한　이래　매년　막대한　예산
을　들여　치매　예방과　치료를　위해　피나는　시책을　수
립,　추진하여　왔다.

　그러나　그런　노력에도　불구하고　치매는　매년　줄지
않고　증가　일로에　있다.　그러자　이번에는　국회가　나
서서　치매방지법을　만들어　복지부에　시행토록　조치

하였으나, 그 법이 제정된 이후에도 치매 환자는 계속 늘어만 가고 있다.

조선일보를 비롯한 여러 언론 매체에서도 서로 경쟁이나 하듯이 '치매는 나라의 재앙'이라면서 예방과 관리법에 관한 문제를 크게 보도해 왔다.

이런 상황이다 보니 이번에는 미래창조과학부가 나서서, 치매는 보건복지부의 노력만으로는 해결할 방법이 없음을 인식하고, 치매의 해결을 위하여 '생명공학종합 정책심의회'를 중심으로 치매의 조기 진단과 예방법을 연구하기로 결정하고 향후 5년간 250억~300억 원을 지원하겠다고 발표하였다.

여기에 서울대 이동영 박사 팀은 한국 노인의 표준 뇌지도와 알츠하이머성 뇌지도를 구축하고 다양한 생물학적 지표와 분석 기술을 기반으로 한 융합적 알츠하이머성 치매의 조기 진단 및 예측 기술을 개발하여 첨단 조기 진단 체계를 구축하기로 하였다는 것이다. 그러면서 표준 뇌지도와 알츠하이머성 뇌지도 구축은 자기공명영상(MRI) 장치와 양전자 단층촬영(PET) 등의 뇌 영상을 갖고 진행한다고 하였다.

일반인들로서는 도무지 알지도 못하고 이해할 수도 없는 학술적 어려운 용어를 나열하며 연구하겠다니, 그저 그러려니 하는 수밖에 없을 것 같다.

이제까지 치매의 원인 규명을 위해 어떤 병원에서든지 MRI 장비를 이용하여 진단을 하고 있으나, 지금껏 그 장비로 치매를 진단해 냈다는 말을 들어 보지 못했다. 그런데 이번에는 궁색한 방법으로 PET라는 색다른 장비를 추가하여 치매 진단을 연구하겠다니, 이런 의료 장비를 활용한다 해서 효과가 나올 것이라고는 전혀 생각되지 않는다.

왜 그런가? 치매는 그런 장비를 이용할 정신병이 아니기 때문이다. 이번에도 헛다리짚는 연구 결과가 나올 것임은 뻔한 일이다. 즉, 미래창조과학부도 보건복지부와 똑같이 예산과 정력을 낭비하는 시책의 재탕을 할 것으로 보인다.

아쉽게도 정책 당국이나 의학계, 정신과학계, 전문대학 교수들, 언론계는 치매의 진정한 원인을 모르고 있다. 이처럼 모르면서 아는 척하고 있으니, 치료법도 찾지 못하여 국가의 재앙을 막지 못하고 있는 것이다. 이는 마치 축구 선수들을 야구 시합에 출전시키는 꼴과 하등 다를 바가 없다.

더욱 웃기는 것은 치매에 대한 명칭의 난맥이다. 치매를 일반 의학계에서는 알츠하이머병이라고도 하는데, 이렇게 어려운 명칭을 붙여 주어야 전문가나 권위자 행세를 할 수 있기 때문인지 모르겠다. 한편, 일부에서는 '혈관성 치매'라는 용어를 쓰기도 하며, 최근 일본에서 개명한 '인지병'이라는 용어를 주장하는 이도 있다.

더욱 한심한 것은 알츠하이머와 혈관성 치매의 분포 비율을 기관마다 전문의마다 모두 다르게 발표하고 있다는 점이다. 원래 알츠하이머병은 1907년에 이 병을 발견하여 발표한 독일의 정신의학자 알츠하이머 씨의 이름을 따서 붙여진 병명인데, 그 후 의학계에서는 혈관성 치매와 알츠하이머성 치매로 분류하여 부르고 있다. 그러면서 현대 의학계에서는 알츠하이머와 혈관성 치매의 발생 비율을 9:1이라고 하는 이도 있고, 7:1 또는 5:5라고 주장하는 이도 있다. 어떤 비율이 정확한 주장인지는 몰라도, 나의 이론대로

라면 모두 엉터리이다. 어떤 질병이든 원인은 한 가지라는 진리의 바탕에서 하는 말이다.

사실상 치매는 일반적으로 알려진 바와 같은 정신적 질환이 아니다. 확실히 말하건대, 치매는 절대적으로 정신과 소관이 아닌 내과적 질병이다. 그 내과적 질병을 정신과 질병으로 잘못 알아 연구하고 치료하기 때문에 치매를 영영 고치지 못하고 있는 것이다.

따라서 이번에 미래창조과학부에서 추진하는 치매 원인 규명을 위한 연구의 방향도 완전히 빗나가 있다는 사실을 알아야 한다.

나는 내가 연구하여 발견한 치매 치료 원리를 가지고 제주도 서귀포의 모 요양 병원에 가서 그 병원에 입원하고 있는 치매 환자 6명을 40일 만에 완치시켜 주고 온 실적이 있기에 이토록 자신 있게 말을 하고 있는 것이다.

또 오늘 아침에는 해외로 파송되어 있는 모 선교사로부터 고무적인 소식을 들었다. 자기 어머니가 치매 환자인데, 내가 개발한 치매 치료 마사지용 활력 봉을 이용하여 6개월 만에 어머니의 치매가 완전히 치료되었다는 기쁜 소식이 전해져 온 것이다. 이 얼마나 자랑스럽고 신나는 소식인가? 그러나 사람들은 이런 소리를 해도 전혀 믿어 주지를 않는다. 하도 속이는 사람들이 많으니 그럴 수밖에 없는 모양이다.

나의 이런 진실을 믿어 주면 미래창조과학부의 치매 연구는 완전히 성공을 거둘 것이고, 그렇지 않으면 국가 예산만 낭비하는 실효성 없는 연구가 되어 정부의 신뢰성이 또 한 번 크게 떨어질 것이다.

다시 한 번 확실히 말하거니와, 치매는 정신과 질병이 아니라 두뇌 산소 공급 부족에 의한 내과적 질병이라는 원리를 확실히 알고 추진한다면, 완전히 고칠 수 있는 질병이다. 이 BK 마사지 원리를 정부가 믿고 채택만 한다면 이는 노벨상감으로서 국익 창출에도 크게 기여하게 될 것이다.

치매 대란을 막자 (1)

　지금 치매 때문에 우리나라는 물론이고 미국, 일본, 영국 등의 선진국이나 후진국 할 것 없이 세계가 떠들썩하다.

　고령화 시대에 접어들면서 치매 환자가 부쩍 늘고 있다며 모두들 걱정스러운 얼굴을 하고 있다. 또 앞으로 10년 후쯤에는 치매 대란 사태가 도래될 것이라는 예상들이 언론을 통해 보도되고 있다. 이에 따라 세계 각국마다 치매 방지를 위한 연구와 대책이 요란하게 서둘러지고 있는 실정이다.

　현재 미국에서는 1년에 우리나라 돈으로 6천억 원 이상의 예산이 치매 방지 비용으로 지출되고 있는 것으로 보아 미국도 얼마나 심각한 고심을 하고 있는지 알 수 있는 일이다.

우리나라도 치매 환자가 매년 증가 일로에 있어, 노인들 중에는 혹시 자기도 치매에 걸리게 되는 것은 아닌가 하고 전전긍긍 걱정을 하는 이들이 많다.

치매는 현대 의학으로도 전혀 해결되지 않고 있는 고질병이다. 일단 이 병에 걸리면 환자의 여생은 희망이 없고, 가정까지 파탄이 나는 등 한 가족의 붕괴를 불러와 사회적 손실이 이만저만이 아니다. 보건복지부가 발표한 데이터를 볼 때, 치매에 의한 가정적 손실과 사회적 비용을 합치면 연간 10조 3천억 원이 되고, 10년 후에는 18조 9천억 원, 20년 후에는 38조 9천억 원이 되리라는 예상을 하고 있다. 그래서 치매는 국가의 큰 재앙이 될 것이라며 우려를 하고 있는 것이다.

이런 재앙이 닥쳐오고 있기 때문에 2008년 9월에 보건복지부 장관은 치매와의 전쟁을 선포하였다. 어떤 전쟁이든 전쟁을 선포했다면 고도의 전략과 최신예 무기를 활용하여 전쟁에 임하여야 하는데, 당시

복지부 장관은 전략과 무기 하나 없이 맨손으로 전쟁을 선포했으니 그 전쟁은 보나마나 백전백패의 결과밖에 없었을 것으로 예상된다.

장관의 이런 선전포고가 있은 후에 전국에서는 치매 퇴치나 국민 건강을 걱정하기보다는 정부의 혜택을 보려는 요양소와 병원들이 수백 군데가 들어섰고, 여기에 엄청난 국가 예산(건강보험금)을 쏟아 붓게 된 것이다. 그런데 이런 엄청난 예산이 투입되었다 하더라도 치매 환자의 수가 감소하였거나 치료되었다면 할 말이 없겠으나, 그 선전포고 이후에도 우리나라의 치매 환자는 줄지 않고 오히려 늘어만 가고 있으니, 장관의 선전포고는 국민 세금만 축내는 엉터리 포고가 되고 만 셈이다.

최근 조선일보가 조사 발표한 내용을 보면, 치매를 근본적으로 치료하는 치료약은 아직까지 개발되어 있지 않다고 하였다. 일부 병원에서 환자들에게 치매 치료용이라고 복용시키는 약은 기억력과 관련된 뇌 신경 전달 물질인 '아세틴 콜린'이 분해되지 못하도록 억제하는 약물이라는데, 이 약은 치매를 다소

늦추는 효과만 있을 뿐 치료 효과는 전무하다고 한다.

또 일부 줄기 세포를 이용한 치매 치료제 개발도 현재 연구 중이나, 이 약이 실제로 실용화되려면 앞으로 5~10년은 더 걸릴 것으로 전문가들은 예상하고 있다. 이 시점에서 보건복지부는 치매 방지의 최선의 방법은 예방과 조기 발견뿐이라고 강조하고 있다.

그러나 나는 20여 년간의 연구 끝에 '치매는 이제 병도 아니다' 하는 새로운 치료 기술(BK 마사지법)을 개발해 놓고 있다.

이 사실을 알고 제주도의 모 요양 병원 원장은 내게로 찾아와 자기 병원에 치매 환자가 많으니 그 환자들의 치매를 고쳐 달라고 간청하였다. 나는 즉석에서 동의하고 그 병원에 가서 치매 환자 6명을 40일 만에 고쳐 주고 돌아온 일이 있다. 그 치료 과정을 눈으로 확인한 병원 관계자들은 치매가 완치된 결과를 보고 환성을 올리는 것이었다.

이 때 나는 치매 환자들을 두뇌 산소 공급 촉진(BK 마사지법)이라는 내과적 치료 방법으로 고쳐 주었다.

즉, 치매를 현대 의학에서 주장하는 정신과나 신경과 요법이 아니라 내과적 치료법으로 고쳐 주었다는 데 큰 의미가 있다.

치매가 정신과 질병이라는 의학계의 이론을 뒤집고 내과적 질병이라고 하니, 이는 마치 여자를 남자로 만드는 정도의 기적 같은 일이라며 찬탄을 하고 있으나, 대부분의 사람들은 이를 믿어 주려 하지 않는다. 세계가 불치병으로 간주하고 있는 치매를 고친다고 하니, 그럴 수밖에 없을 것이다.

치매 환자가 그처럼 많아도 우리 보건복지부는 실효성 있는 대책을 내놓지 못하고 있기에, 2011년 3월에 국회가 서둘러 치매방지법을 제정하여 정부로 이송하였다. 그러나 그로부터 3년이나 넘게 경과되었음에도 법의 실효를 전혀 거두지 못하고, 그 법이 제정된 후에 치매 환자는 오히려 증가 일로에 있어 그 법이 있으나 마나 한 상태가 되어 있는 것이다. 이는 보건복지부의 무능의 소산이요, 담당 공무원들의 복지부동과 타성의 결과라고 하겠다.

나는 이 치매 치료 원리를 청와대에도 보건복지부

에도 몇 차례 건의하였으나, 모두가 마이동풍이다. UN을 비롯하여 세계가 못 고치는 치매를 한국의 무명 인사가 고친다고 하니, 믿어 줄 사람이 없는 것 같다.

일을 앞장서서 하기보다는 안 하는 쪽이 일신상 편하리라는 공무원들의 타성이 치매의 예방과 치료 분야에서도 철저히 지켜지고 있는 것이다. 그러면서, 우리나라는 고령화 시대에 접어들고 있고 음주와 흡연과 불규칙적인 생활 습관이 만성화된 사회가 되어 가고 있기 때문에 어쩔 수 없는 실정이라는 엉터리 소리만을 늘어놓고 있는 것이다.

만일 우리 한국에서 치매를 치료하는 방법이 개발되었다고 한다면 미국, 일본, 영국 등 선진국을 비롯한 세계가 깜짝 놀라 한국으로 몰려들어올 것이고, 그렇게만 된다면 치매 치료를 통한 국익 창출의 거창한 효과를 기대해 볼 수도 있지 않겠는가.

치매 대란을 막자 (2)

우리나라에서 치매 환자가 급증하고 있어, 조선일보는 치매 대란을 막겠다며 2013년 5월 2일부터 치매 발생 현황과 방지 대책에 관하여 사회부 기자들을 총동원해서 연일 심층 취재 보도하였다.

보도 내용을 분석해 보면, 정확한 원인과 치료법도 속 시원한 대책도 없다. 그저 떠들썩하고 요란한 소리뿐이다. 조선일보의 기사 내용이 그런 수준이니, 다른 언론이나 정부의 치매 대책에 관한 설명도 모두 엉터리일 수밖에 없다.

치매에 관한 원인과 치료법을 완전히 연구 개발해 놓고 있는 나의 입장에서 볼 때, 치매 전문가들이나 의사들이 하고 있는 설명은 한심하기 이를 데 없다. 현재로서 치매는 불치병이라는 인식이 세계적인 공통 사항이다.

미국의 대통령이었던 레이건 씨가 치매로 타계를 했고, 영국의 전 수상이었던 대처 여사도 치매로 오랜 세월 고생하다가 쓰러져 갔다. 우리나라 여성 변호사 제1호라는 이태영 여사도 치매 때문에 생명을 빼앗기고 말았다. 기타 유명 무명 인사들이 치매로 생명을 빼앗기고 만 사례가 하늘의 별만큼이나 많은 실정이므로, 치매는 이제 국가 재앙의 하나로 인식되고 있는 것이다.

선진국, 후진국 할 것 없이 치매는 인간의 존엄성과 생명을 무차별적으로 빼앗는 무서운 질병으로 부각되어 있으므로, 난리도 보통 난리가 아니다. 이렇게 심각한 사정에 놓여 있는 까닭에 조선일보가 나서서 연일 그 대책을 대서특필하고 있는 것이다. 그러나 결론적으로 뚜렷한 해결 대책은 없이 치매는 인류의 크나큰 재앙이라는 설명만을 남기고 있다.

미국에서는 치매를 방지하기 위하여 2012년에 6억

6천만 달러를 지원했다고 한다. 우리 복지부도 치매 치료를 위해 10조 3천억 원이라는 천문학적 비용을 쏟아 부었다고 하니, 치매야말로 국민 생명과 국가 예산을 얼마나 좀먹고 있는 무서운 질병인지를 알 수 있다. 그렇게 많은 예산이 투입된다 한들 치매가 정복만 된다면야 별 말이 필요치 않을 것이다.

이러한 현실에서 우리 보건복지부 장관은 2009년에 치매와의 전쟁을 선포하면서 치매 정복을 선언했다. 그로부터 우리나라에는 전국적으로 치매 병원이 1,087곳, 치매 요양원이 4,326곳이나 생겨났다. 그처럼 요양원과 병원이 많이 생겼으나, 치매 환자는 한 명도 고치지 못하고 막대한 예산만 축내고 있을 뿐 정부의 정책은 치매로부터 오히려 정복을 당하고 있는 느낌이다.

이런 사정을 인식하고 있던 국회에서는 2011년에 세계에서 두 번째로 치매방지법을 제정했다고 자랑하며 그 법안을 정부로 이송하면서 치매 치료에 획기적인 성과를 거두리라고 장담하였다.

그러나 그 법이 생긴 이후 3년이 지난 지금까지

치매 환자는 하나도 줄지 않고 오히려 더 증가하고 있으니, 그 법은 있으나 마나 한 존재가 되고 있는 것이다. 일이 이 지경에까지 이른 까닭은, 그 법을 시행하고 있는 보건복지부가 법의 기본 정신을 전혀 알지 못하고 헛다리짚는 집행을 하고 있기 때문이다.

모든 질병이 다 그러하지만, 병을 고치자면 먼저 그 원인을 정확하게 파악해야 한다. 그러나 보건복지부나 의료계나 치매 전문가라고 하는 사람들이 설명하는 치매의 원인론을 보면, 모두가 정신병 또는 신경과 질병으로 잘못 알고 있다. 그들은 치매에 대하여 평균 수명의 증가, 노인 인구의 급증, 뇌신경 세포의 파괴, 뇌혈관 장애, 스트레스 증가와 운동 부족, 지나친 음주와 흡연, 취미 생활과 독서 생활의 결여, 고독을 즐기는 성격 등이 원인이라고 조장하고 있다.

그러나 이런 원인론은 엉터리 설명에 불과하다. 치매 전문가라고 하는 사람들이나 보건복지부 정책 담당자들이 이런 소리를 하고 있기 때문에 치매를 못 고치고 있는 것이다.

다시 한 번 강조하지만, 치매는 세상 사람들이 알

고 있는 바와 같은 정신과나 신경과 소관이 아니라, 내과적인 질병이다. 즉, 두뇌 산소 공급 장애에 의해 뇌의 시상하부 세포가 경직되어 기억력 장애를 일으켜서 발생하는 내과적 질병이다. 이 원리를 모르고 정신과 또는 신경과 질병으로 알아 치료를 하고 있으니, 치매를 전혀 고치지 못하고 있는 것이다.

내가 이 원리를 발표하자 제주도의 모 요양 병원장이 나를 초청하여 치매 환자를 고쳐 달라기에 40일 만에 환자 6명을 완전히 치료하고 돌아온 일이 있다. 이처럼 기적 같은 일을 하였으나 그 병원장은 달가워하지 않았다. 치매 치료를 받고 완치된 환자들이 퇴원하겠다고 나서는 바람에, 퇴원을 바라지 않는 병원장과 서로 충돌하여 병원이 소란스러워졌기 때문이다. 완치된 환자는 마땅히 퇴원시켜야 할 터인데, 병원장 입장에서는 환자가 줄면 당연히 운영상 어려워지는 걱정이 있어, 나중에는 치매의 완치를 바라지 않게 되었다. 이처럼 모순된 의료 현장의 실상을 복지부는 알고나 있는지 의심이 간다.

그 요양 병원에는 의사 2명이 배치되어 있었는데,

한 분은 은퇴한 안과 의사이고 다른 한 분은 마취과 의사였다. 요양 병원에는 환자 40명당 의사 1인을 두어야 하는 규정 때문에, 80명의 환자가 수용되어 있는 그 병원에서는 의사 2명을 고용하고 있는데, 그 두 분 의사는 치매를 전혀 알지 못하는 무자격 의사였다. 그러나 치매를 알든 모르든 의사 자격증만 있으면 되므로, 병원 측은 그런 의사라도 형식상 의무적으로 고용하고 있는 실정이다.

보건복지부는 이런 의료 행정으로 국력을 소모하지 말고 치매의 정복은 바로 국력이라는 사실을 인식하기 바란다. 연간 10조 원 수준의 국가 예산 낭비를 막고 미국의 연간 1억 달러 수준의 연구비를 우리 것으로 만드는 슬기로운 정책을 마련하여 국익 창출을 위한 발상의 대전환을 발휘해 나가기를 간절히 바란다.

일본의 고민, 치매 환자 800만 시대

　최근 조선일보에 '일본의 치매 환자 800만 시대'라는 특집 기사가 게재되어 관심 있게 읽어 보았다.

　일본은 세계 최고의 장수국이라고 스스로 자랑을 해 오고 있는데다, 실제 통계상에 나타나 있는 수치를 보더라도 세계 최장수국임에는 틀림이 없다. 그런 일본에서 치매 환자가 800만 명이나 된다 하니 이상한 일이 아닐 수 없다.

　일본이 스스로도 세계 최장수국이라고 자부하는 배경에는 자국의 의료 기술이 세계 최고이기 때문에 국민의 건강 상태가 좋아져 최장수하고 있다는 은근

한 자랑이 배어 있다. 아무튼 이 분야에서 세계인의 부러움을 사고 있거니와, 일본인들은 오늘도 스스로 세계 최상의 문명국임을 대놓고 자랑하고 있다.

그러나 그와는 반대로, 자살자가 하루에 100명, 치매 환자가 800만 명이나 된다는 통계 아래서는 그들의 자랑과 자부심이 슬그머니 꼬리를 감추고 어깨가 축 늘어지는 민망한 표정이 엿보여 일면 안쓰러운 측면이 없지도 않다.

어찌 됐건 치매 환자가 800만 명이나 된다는 실상은 일본으로서는 일대 고민거리요, 사회적 재앙이 아닐 수 없다. 최장수국이라는 화려한 모습의 이면에 가려진 환부가 이제는 숨길 수 없는 사실로 드러나고 있으니, 세계 최고의 장수국이라는 체면이 무색해지고 있는 느낌이다.

얼마 전에 일본의 동경대학 노인연구소장이 한국을 방문하여 만날 기회가 있었는데, 일본의 80세 이상 노인 중에서 가족이나 간병인들의 부축을 받지 않고 살아가거나 자활 능력이 있는 노인들은 거의 없다는 설명을 듣고, 최장수국이라는 일본의 자랑이 얼마나 허황된 것인가 하는 충격을 받은 일이 있다. 따지고 보면, 일본이나 우리나라나 할 것 없이 80세 이상 고령이 되면 아프지 않은 사람이 거의 없다는 것은 공통적인 실상이다.

세계 최장수국인 일본의 치매 환자가 800만 명이나 된다는 사실을 고려할 때, 우리의 실상은 과연 어떠할지 자성해 봐야 할 일이다.

일본의 인구는 우리의 약 3배에 이른다. 그에 비례해서 당뇨병, 고혈압, 허리협착증 등 불치병 환자의 수도 우리의 약 3배나 된다. 이러한 비교 수치로 미루어볼 때 우리나라에서 치매 환자의 숫자는 얼마나 될까 하는 예측은 구체적인 설명 없이도 가늠할 수 있으리라고 짐작된다.

실제로 우리나라의 치매 역시 보통 심각한 문제가 아니다. 그래서 문제의 심각성을 인식한 국회가 치매 방지법을 제정하여 정부로 이송해 치매 방지 대책을 추진토록 촉구한 바 있으나, 법이 제정된 지 3년이 지난 현재까지도 치매 환자는 줄지 않고 오히려 급증 일로에 있다.

이는 보건복지부를 비롯한 정부의 관련 부서와 사회의 일반 학계에서도 치매의 정확한 발병 메커니즘을 모르고 있기 때문에 일어나는 현상이다.

의료 선진국인 일본에 치매 환자가 그토록 많다는 것은 일본 역시 우리와 마찬가지로 치매의 진정한 원인을 모르고 또한 정확한 치료법이 없다는 사실을 방증한다.

앞에서도 언급하였듯이 일본을 세계 최장수국이라 하는데, 이렇게 장수국이 된 배경은 일본의 발전된 의술 덕분이기도 하다. 이러한 현상은 우리도 마찬가지이다. 우리도 거의 일본 수준의 장수국으로 접근하고 있는데, 이렇게 장수국이 된 원인은 의술이 발달한 덕분이라고 모두들 자랑을 한다. 그러나 과연 그럴까? 우리나라에 불치병 환자가 하늘의 별만큼 많다는 것은 이미 널리 알려져 있는 사실인데, 의술이 그토록 발달하였다면 불치병 환자가 왜 그리도 많은지 의학계는 확실하게 대답해야 할 때이다.

이런 면에서는 일본의 사정도 마찬가지이다. 일본에서 가장 장수 지역은 일본의 남단 섬마을 오키나와이다. 이 곳은 일본에서도 의술이나 기타 문명의 수혜를 가장 적게 또 늦게 받고 있는 지역이다. 그런 오키나와가 일본의 최장수 지역이 되고 있는 원인이 최첨단 의술의 혜택을 가장 많이 받고 있기 때문이라고 설명할 자신이 있을지 궁금하다.

어쨌거나 일본이 치매 환자 800만 시대를 맞았다는 현실은 부끄러운 일이다. 그 간단한 치매 하나 고치지 못하면서 세계적 수준의 의술 소유국이라고 자랑할 수 있을까?

작년 초가을에 경남 산청군에서 '우리의 전통한방 박람회' 가 열렸다. 당시 일본에서 의사와 약사 23명이 박람회를 관람하러 우리나라에 왔다. 이 때 그분들은 내게 건강 강의를 요청해 왔다. 나는 만사를 제쳐 놓고 그 요청에 동의하여 현지에 내려가 강의를 했는데, 강의의 요지는 치매와 우울증에 관한 원인과 치료법이었다. 물론 이 두 질환은 일본에서도 대표적인 불치병으로 자리 잡고 있다.

강의가 끝나고 나니, 어느 정신과 의사는 "천지가 진동할 충격을 받았다" 며 나에게 다가와 더욱 자세한 설명을 요청하면서 이 기술을 일본에 전수해 달라고 요구하였다.

만일 내가 개발한 이 기술이 일본에 그대로 전수된다면, 일본의 치매 환자 800만 명의 고통이 덜어질 뿐만 아니라 일본은 일약 세계적인 치매 치료 중심국이 될 것임은 명확한 일이다.

나는 현재 이 기술을 우리 한국의 의료계에 전수하게 해 달라고 관계 기관에 건의하고 있다. 그러나 만일 이 일이 성사되지 않는다면 이 기술은 자동으로 일본에 넘어갈 수밖에 없다. 이렇게 되면 제2의 안현수 사건이 될 것이 분명하다. 그렇게 되지 않기를 바라는 마음은 나라를 사랑하는 일반 국민의 뜻과 같다.

제2부

자살의 원인은 우울증이다

세계 최초로 공개하는 '두뇌 산소공급촉진 치료법'

- BK 마사지법으로 완전 해결 -

자살은 완전히 막을 수 있다!

◆ 우울증(자살의 원인)

▷ 희망이 없는 인생살이로 느껴졌을 때

▷ 하고 있는 일에 지쳐 있을 때

▷ 직장 생활에서 고민의 축적

▷ 가족과의 대화 부족

▷ 주변 사람들로부터의 소외감

▷ 경제적 불안감과 스트레스 집적

▷ 직장 동료들과의 불화

▷ 주변 환경과의 불화

▷ 우울한 생각의 축적

▷ 분노심리의 억제

▷ 계절적 변화에 의한 감응

▷ 부부 갈등의 심화

▷ 생명 존중의 심리 결여

▷ 영적 삶의 결여

※ 이런 소리를 하면 자살의 방조자가 된다.

◆ **진정한 우울증의 원인(노벨상감의 원인)**

▷ 신경과나 정신과 소관이 아니고 내과적 소관이다

▷ 경동맥 소체의 기능 저하로 두뇌 혈류 장애에
의한 산소 부족이 원인

▷ 산소 부족에 의한 시상하부의 신경세포 경직

▷ 우울한 생각의 집적이 아니다

▷ 머리의 산소가 부족해지면 우울증이 생긴다

▷ 우울증은 내과적 질환이다

◆ **현대 의학의 잘못된 치료법**

▷ 신경안정제, 진통제, 수면제 등의 장기 복용 처치

▷ 신경 안정 조치와 수면 치료법

▷ 항 우울제의 복용

▷ 상기 10여 가지 잘못된 원인을 중심한 대체 요법

▷ 초기에 발견 치료하면 우울증이 치료된다(바보 같은 생각)

　　※ 그러나 이런 치료법으로는 우울증은 절대 치료 불가능

◆ **우울증의 증세 / 진정한 치료법**

▷ 두뇌 산소 공급 촉진 치료법(BK마사지요법)

▷ 본 치료법으로 20일만 계속하면 우울증은 완전 추방

　　※ 이 간단한 치료법으로 자살을 적극 방지하자!!

◆ 우울증의 증세
▷ 머리가 띵하고 명쾌하지 못함
▷ 기억력이 떨어지고 건망증세
▷ 만성피로와 무기력증의 발생
▷ 가슴이 두근거리고 답답함 발생
▷ 긴장, 불안, 초조, 강박관념
▷ 대화하기 싫고 항상 고독을 즐김
▷ 신경질적인 심리와 공격심리 발동
▷ 학생들은 학습 능력이 극히 떨어짐
▷ 자살심리 발동으로 자살 사이트 선호
▷ 머리에는 자살을 종용하는 환상이 떠오름
▷ 자살이 두렵잖고 모방 자살을 기도함
▷ 강박관념 발생으로 자살심리 발동

1. 취지

　현재 국내외적으로 자살자 수가 급증하고 있으나 그 자살을 방지할 방법이 없어 각국마다 막심한 고통을 받고 있다.

　자살을 방지한다는 것은 국익 차원뿐 아니라 국

제적으로도 크게 환영 받을 일이므로 실효성이 있는 자살 방지 운동을 적극 추진해 '자살공화국, 대한민국'이란 오명을 씻는데 그 목적을 둔다.

2. 현황

가. 우리나라는 자살률 세계 최고라는 오명 속에 자살자 수가 매년 13,000명 수준이고, 세계 각국마다 다음 수준으로 자살자가 발생하고 있다.

▷ 한국 13,000명   ▷ 일본 35,000명
▷ 미국 70,000명   ▷ 중국 300,000명

기타 선진국일수록 자살자 수가 증가하고 있다.

나. 최근 우리나라 자살자는 각계각층 남녀노소를 막론하고 증가하고 있어 사회적·국가적으로 큰 문제가 되고 있다.

다. 최근 유명 연예인 박용하를 비롯한 최진실, 최진영, 장덕(가수), 서지원(가수), 김광석(가수), 이은주(영화 배우), 유니(가수), 정다빈(탤런트)

등 연예인들이 자살을 하였으며, 의사, 교수, 목
사, 공무원, 학생, 사회명사 등 각계각층의 인사
들이 원인을 모르는 자살을 하고 있다.

라. 자살자 수가 그리 많으나, 그 원인은 모르고 있
는 것이 큰 문제이다. 자살자가 그리 많으니 사회
적·국가적인 대책이 요구되고 있다. 지금 여러
가지 안이 나와 있으나 모두 빗나간 소리가 되
고 있다.

마. 원인 모를 자살은 대부분 우울증에 의한 것인
데, 지금 우울증에 대한 원인을 모르기에 우울
증이 치료가 안 되고, 치료가 안 되니 우울증에
의한 자살자가 증가하고 있는 것이다.

바. 모든 질병을 고치려면 먼저 그 원인을 알아야
한다. 원인을 모르면 질병의 치료는 불가능한
일이다.

사. 우울증도 원인 모를 질병이기 때문에 치료가 불가능한 불치병이 되어 있는 것이다.

아. 현재 일본에서는 자살의 원인이 되는 우울증을 일본의 3대 질병(암, 신장병, 우울증)의 하나로 지정하여 국가적인 차원에서 추진하겠다는 발표가 있으나, 이 시책도 일종의 구호로 그칠 공산이 크다.

3. 자살의 이유

가. 자살에는 두가지 유형이 있는데, 하나는 유서가 있는 자살이고, 다른 하나는 유서가 없는 자살이다.

나. 유서가 있는 자살은 자살의 이유를 알 수 있으나, 유서가 없는 자살은 자살의 이유를 모른다.

다. 유서가 없는 자살은 대부분 우울증에 의한 자살이다.

라. 유서가 없는 자살은 우울증에 의한 자살이다. 따라서 우울증만 고쳐 주면 자살은 완전히 막을 수 있는 것이다.

4. 세간의 일반적 자살의 이유

가. 세상살이에 희망이 없다고 생각하는 사람

나. 사회 안정의 미비에 따른 사회적 고립감

다. 가족적 유대감의 결여와 소외감

라. 안팎의 스트레스에 지쳐 있을 때

마. 사회생활 중압감에 의한 자포자기 심리

바. 유명인의 자살에 의한 모방 자살

사. 외환위기 등 경제적 불안

아. 생명 존중에 관한 교육 부실

자. 허약한 정신건강, 사회에 대한 국가의 대처 방안
부실

차. 자살 방지에 관한 교육 부재

카. 영적 생활의 결여

5. 실제적 자살의 원인

가. 원인을 모르는 자살은 거의 우울증에 의한 자살

나. 상기 세간의 일반적 자살의 이유는 완전 빗나간
판단

6. 우울증의 원인

가. 우울증의 원인은 두뇌 혈류 장애에 의한 산소 공급 부족이다.

나. 의학계에서 말하는 정신적 질환 또는 신경과 질환이 아니다.

다. 이것은 완전히 내과적 질환이다.

라. 따라서 신경과나 정신과에서 치료되는 질병이 아니다

마. 내과적 질환이나, 내과에서는 자기네 소관인 줄 모른다.

바. 그래서 우울증은 정신과에서도 내과에서도 못 고치는 질병이 되어 있는 것이다.

7. 우울증의 치료법

가. 일반 병원에서는 정신과 질환이라 하여 진통제, 신경안정제, 수면제 등을 항 우울제라 하여 복용 치료를 하나 이것은 아니다.

나. 두뇌 산소 공급 부족이 원인이므로, 두뇌 산소 공급 충족법인 BK마사지요법으로 치료하면 평

균 20일이면 완치가 된다.

8. 우울증 치료 운동의 방향

가. 자살방지운동본부(자살방지센터)의 사업 방침에
    따라 자살 방지법의 적극적인 전개 필요

나. 정책적인 지원 및 사회적인 차원에서 적극 자살
    방지 시책을 추진한다.

다. 우선 지역 내 우울증 환자의 제거로 자살 방지
    에 주력한다.

라. 지역 내에서 성공하면 점차 적극적으로 파급되
    어 일본, 미국, 중국 등 세계로 이 사실을 알려
    추진한다.

마. 자살 방지를 위한 교육(세미나) 개최

9. 자살 방지 운동의 효과

가. 우선 지역 내의 자살 방지 효과가 나타나고

나. 이것이 효과적으로 홍보되면 전국적으로 확대되
    어 자살자 없는 대한민국 조성

다. 일본, 미국, 중국 등 우울증 환자 쇄도로 전체가

자살자 방지 메카로 확립

라. 이것이 성공하면 세계적인 우울증 치료센터가
되어 실질적 달러 박스가 될 공산이 크다.

마. 우리나라의 경제적 실익이 급진적으로 확대됨
(달러 박스)

바. 새로운 일자리 창출

10. 건의 및 요망 사항

가. 정책적인 지원

나. 사회적 관심 고양

다. 본 운동본부의 활성화 대책

라. 교육의 확대 실시

마. 봉사단체, 기업체의 적극 참여

윤 일병 사건에 이은 엉터리 대책

　최근 육군 제22사단에서 벌어진 윤 일병 구타 사망 사건으로 언론계, 정치권, 군 내부, 정부 수뇌, 학계 등이 총동원되어 성토하는 사태가 번져 사회가 대단히 시끄럽고 혼란스럽다.

　세월호 여객선 침몰 사건으로 온 나라가 비틀거리는 참담한 현실에서, 설상가상으로 윤 일병 사건까지 겹쳐 대한민국 땅덩어리가 온통 침몰해 가는 느낌이다. 하루하루가 불안할 뿐만 아니라 이 땅에서 살아가기가 창피할 정도가 되어 버렸다.

　이처럼 나라 안이 어수선한데도, 정치권에서는 국민의 불안감을 진정시키기 위해 발 벗고 나서야 할 판에, 일부 정치권에서는 좋은 성토 자료가 생겼다는 듯이 국민의 불안감을 더욱 부추기고 있어 한심하기 이를 데 없다.

이런 사건은 절대로 일어나서는 안 될 일이지만, 어차피 생긴 일이니 뜻 있는 분들은 이 사태를 신속하고 명료하게 진정시켜 앞으로는 이런 불행한 일들이 다시는 일어나지 않도록 정성과 지혜를 모아 나가야 할 것이다.

사실상 윤 일병 사건은 군 내부의 극히 일부 부서에서 일어난 사건이라 군 자체에서 엄격하고 완벽하게 처리하면 될 일이었다. 그런데 이 사건을 두고 각계각층 모두가 애국자인 양 일어서서 온 나라를 뒤틀리게 하는 느낌이라 대단히 유감스럽다.

그런데 그처럼 앞장서서 깃발을 흔들고 있는 이들의 실상을 살펴보면, 온전한 대책을 내놓고 떠드는 사람은 하나도 없다. 모두가 막연한 주장이고 엉터리 일색이다. 그렇게 마구잡이로 떠들어서라도 문제가 해결된다면야 할 말은 없겠으나, 그런 엉터리 해법을 적용하여 눈 가리고 아웅 식으로 대처해 나간다면, 윤 일병 사망 같은 사건은 계속 이어질 수밖에 없다.

사안이 이처럼 중한데도, 왜곡된 주장을 펼치며 애국자연하는 사람은 오히려 반애국적인 행위를 하고 있음을 깨달아야 한다.

윤 일병을 구타하여 사망에 이르게 한 행위는 마땅히 단죄를 받아야 할 큰 잘못이지만, 그런 사태에까지 이르게 된 배경과 연유를 심층 분석하지 않으면 안 된다.

그 동안 언론에 보도된 내용을 보면, 윤 일병은 원래 선량한 군인이었고, 군 생활을 통해 좋은 인생 체험을 하여 제대 후 멋진 삶을 살겠다는 각오를 단단히 하였다고 한다. 그런 그가 왜 선임병한테 두들겨 맞고 동료들로부터 따돌림을 당하며 괴로움을 겪어 왔을까?

군대에 갔다 온 사람이라면, 군 생활에서 규율과 규칙을 어기거나 상관의 명령에 불복종하면 벌을 받는다는 사실을 모르는 사람은 없다. 거기에 반항을 하면 더욱 심한 제재를 받게 된다. 윤 일병은 바로 그 대표적인 명령 불복종 행동을 하였다고 한다.

그렇다면 그 착한 윤 일병은 왜 갑자기 명령 불복

종이라는 군기 문란 행위를 하게 되었을까? 그 원인을 알아내지 않으면 안 된다. 그 원인을 도외시하고 대책을 세워 나간다면, 무면허 의사가 환자의 환부를 수술하는 격의 참담한 결과를 초래할 수밖에 없다.

자, 그렇다면 그 착하디착한 윤 일병은 어찌하여 갑자기 군기 문란, 명령 불복종 군인이 되었을까? 한마디로 그는 우울증 환자였던 것이다.

입대 전에 우울증 치료를 받았다는 가족들의 이야기로 미루어, 군 생활 중에 그의 우울증이 다시 도진 것으로 보인다. 군 신체검사에서 'A급 관심병사'로 분류되어 나온 것만 보아도, 그는 우울증 환자였음이 확실해 보인다.

누구든지 우울증에 걸리면 정신 불안, 동료들과의 불화, 남의 말 듣지 않기, 고독 생활화, 의욕 상실, 과도한 불만, 만사 귀찮기 등의 상태에 빠지기 마련이다.

군대 생활에서 이런 증상이 나타난다면 군기 문란, 명령 불복종 상태가 되는 것은 확실하다고 하겠다. 그러나 군의관들은 이런 증상이 우울증인 것을 전혀 모른다. 이처럼 원인과 심각성을 모르니까 우울증 환자들을 A급·B급·C급 관심 병사로 분류해 놓고 바라만 보고 있는 것이다.

군에서 자살하는 병사들은 모두 우울증 환자들이다. 이러한 실상을 모르고, "군의 기강과 규율이 너무 엄격한데다 폭력과 왕따 등 인권 침해를 참지 못해서 자살한다"고 판단하여 병영 생활을 민주화시키라고 정치권과 학계와 일반 사회에서는 주장하고 있다.

그러면서 윤 일병과 같은 치사 사건과 자살 사건이 발생할 때마다 지휘 계통을 문책하고 관련자는 자진 사퇴하라며 목소리를 높이고 있는 것이다. 실제로 윤 일병 사건의 경우도 육군 참모총장이 책임을 지고 사퇴했으며, 당시 국방부 장관이었던 김관진 청와대 안보실장도 책임지고 물러나라고 정치권과 언론에서 강하게 압박하였다. 사실상 참모총장이 사퇴할 이유가 전혀 없는데도 물러났다. 또 일부 정치권에서는 대통령까지 대국민 사과를 하라고 고함을 지르고 있다. 그러나 실제로 물러나야 할 사람은 엉터리 소리를 지르고 있는 정치꾼들이다.

미국에서는 군대 내 자살자 수가 우리의 3배에 이른다는 보도가 있음에도 국방부 장관이나 참모총장더러 물러가라는 소리가 전혀 없고, 대통령이 사과하라는 소리도 없다. 우리만이 정치 후진국답게 무식한 소리를 드높이고 있는 것이다.

나는 여러 차례 국방부에 "군인들의 자살은 머리에 산소가 부족해서 오는 우울증이 원인이니 두뇌 산소 공급 촉진법이라는 간단한 방법으로 우울증을 치료하기 바란다"는 건의를 한 바 있다. 그러나 국방부에서는 그 때마다 "좋은 건의를 해 주어서 감사하다"는 답변만 하고는 전혀 실행에 옮기지 않았다. 그 결과 오늘날의 윤 일병 치사 사건 같은 후유증으로 곤욕을 치르고 있는 것이다.

다시 말하거니와, 우울증은 우리가 일반적으로 알고 있는 정신과 질병이 아니고, 두뇌에 대한 산소 공급 부족에서 오는 내과적 질병이다. 이 간단한 원리를 모르고 엉뚱하게 대처해 나간다면, 지금 군에서 추진하고 있는 '민·관·군 병영문화 혁신위원회'

를 100개 만들어도 아무 소용이 없음을 알아야 한다.

윤 일병 사건과 같은 참담한 일이 다시는 일어나지 않기를 바라는 마음에서 진솔한 한마디를 남겨본다.

왜 또 군인들의 자살인가?

전방 사단 일선 경비 초소에서 발생한 총기 난사 사건으로 국방부를 비롯한 산하 모든 부대에 일대 비상이 걸렸고, 일반 사회에서도 군 내부의 군기 문제를 걱정하는 목소리가 요란해졌다.

그 소란 속에 동부 전선과 중부 전선에서 각각 1명씩 군인 2명이 또 자살을 했다는 보도가 나왔다. 그러니 국방부에서는 초상집에 불난 격으로 초긴장 속에서 진화에 야단법석이 일어났을 것으로 판단된다.

이런 총기 난사 사건이나 자살 사건이 일어날 때마다 군기 문란, 병사들에 대한 가혹 행위 등이 도마에 올라 군 내부의 지휘 체계에 책임을 물어 대대적인 인사 태풍이 일어난 것으로도 알려져 왔다.

얼마 전에 서부 해병대 사령부 관할 부대에서 총기 난사 사건과 연이은 자살 사건이 발생하자, 당시 이명박 대통령은 해병대 내부의 군기 문란을 문제 삼아 크게 진노하면서 다음과 같은 불호령을 내렸다.

▷ 사건의 원인 조사를 철저히 해서 책임을 확실히 물어라.

▷ 지휘·감독관들의 관리 감독에 문제가 드러날 경우 지위 고하를 막론하고 문책하라.

▷ 병영 문화를 획기적으로 바꾸는 과제를 더 집중적으로 연구하라.

▷ 이 문제의 해결을 적당히 하고 넘어가면 되풀이될 수 있는 만큼 반드시 변화가 오도록 하라.

▷ 신세대 장병들이 물리적 구타나 고통은 참을 수 있지만 정신적 모욕감을 참지 못하니 종합적인 조사와 조치를 취하라.

일견 대단히 합리적이고 적의 적절한 지시로서 국

민들로부터 대단한 환영을 받을 일이었다. 그러나 나는 이 때 대통령의 특별 지시는 빗나간 것이라고 비판한 일이 있다. 왜 그런가?

대통령은 현재 군 내부에서 일어나는 자살의 원인을 전혀 모르고 있기 때문이다.

작금에 발생되고 있는 자살은 거의 우울증 때문이다. 그 자살의 원인은 군인이 되었든 일반인이 되었든 똑같은 사정이다. 따라서 군 내부에서 일어나는 자살 역시 우울증의 산물인 것이다. 그러므로 우울증의 원인 규명과 함께 그 실상을 알지 못하면 절대로 자살을 막지 못하게 된다.

군인들의 우울증 발생은 부대 지휘관들의 책임이 아니다. 군 지휘관들은 우울증이 왜 생기는지 전혀 모른다. 그 우울증을 진단하고 치료하는 것은 군의관들의 몫이요 책임이다. 물론 부대의 군의관들은 지휘관 아래 소속되어 있다.

이런 면에서 군의관들의 잘못도 넓은 뜻에서는 지휘관들의 책임이라고 생각할 수도 있으나, 과학적인 관점에서 확실한 설명을 하자면 우울증을 밝혀 내지 못하고 있는 책임은 전적으로 군의관들의 몫이라고 하겠다.

즉, 군의관들의 무능을 지휘관들의 책임으로 돌린다는 것은 마치 세월호의 침몰이나 유병언의 죽음을 전적으로 대통령에게 돌리는 것과 다를 바가 없다.

따라서 군 내부의 자살 문제에 대한 책임을 해당 지휘관들에게 돌린다는 것은 크게 잘못 된 일이다.

우울증의 원인은 뇌로 흐르는 혈류의 장애에 의한 산소 공급 부족에 기인하므로, 뇌로 가는 산소 공급을 촉진해 주면 우울증은 정확하고 간단하게 치료될 수 있어 결과적으로 자살을 예방할 수 있다.

나는 이런 내용을 담은 건의서를 국방부 장관에게 몇 차례 보냈으나, 그 때마다 "좋은 건의를 해 주어 감사하다. 앞으로 참고하겠다" 는 회답을 받은 일이 있다. 그러나 지금에 와서 결과를 보니, 장관의 회답은 형식적인 겉치레 답변에 불과한 것이었다. 이 중대한 건의를 이렇게 무성의하게 답변한 군의 책임자를 색출, 처벌하는 일이 절대 필요하다고 생각한다.

만일 당시 나의 건의가 받아들여졌다면 지금과 같은 총기 난사 사건이나 자살 문제는 전혀 발생하지 않았으리라고 확신한다.

지금 미국에서도 군의 자살 문제는 심각하게 대두되고 있다. 해외에 파견한 군인들 중에서 3년 동안 45명의 자살자가 발생하였다는 충격적인 보도가 있다. 그래도 미국은 현지 지휘관들에게 그 책임을 전혀 묻지 않는다. 군 지휘관들의 잘못으로 자살자가 생기는 것이 아니라는 사실을 알고 있기 때문이다.

이러한 면에서 본다면 미국의 군 제도나 참모들의 판단력은 우리보다 월등히 우위에 있다는 것을 알 수 있다.

오바마 대통령은 미군의 자살자가 많은데다 미국의 자살자 수가 매년 7만 5천 명이나 되고 있어, 이를 해결하기 위해 매년 1억 2천만 달러의 연구비를 지출하겠다고 발표하였으나, 현 단계에서 그 결과는 전혀 미지수라고 하겠다.

뿐만 아니라, 우리나라도 자살률 세계 최고라는 불

명예를 안고 있기 때문에, 3년 전 국회에서는 자살방지법을 만들어 정부에 시행토록 조치한 바 있으나, 그 법이 제정된 후에 자살자 수는 오히려 더욱 증가하고 있다. 보건복지부가 자살의 원인을 전혀 모르는 무능 때문이다.

우리 국민의 건강을 책임지고 있는 보건복지부가 이러한 상태이니, 우리 군의 자살자 수가 줄지 않고 있다는 사실은 너무나 당연한 일이다. 우리 군에서 자살자가 많이 생기고 있는 책임을 군의 지휘관들에게 지게 할 것이 아니라, 우울증의 원인을 밝혀 내지 못하고 있는 보건복지부 장관에게 그 책임을 묻는 것이 마땅한 일이다.

우리 젊은 군인들의 우울증에 의한 자살을 막고자 하는 충정에 더하여, 군의 건전한 발전과 국익 차원에서 제안하는 바이다.

'해병대 사고'에 대한 대통령의 잘못된 진노

2011년 7월 4일 해병대에서 발생한 총기 난사 사건으로 각 방송을 비롯한 언론에서는 국방부 산하 군 내부의 기강 해이, 고질적인 가혹 행위 등을 문제 삼아 연일 그에 대한 성토와 사건 경위를 보도해 왔다.

그러는 와중에 연이어 또 해병대 사령부에서 자살자가 발생했다는 보도가 나오자 "도대체 우리 군이 왜 이러나" 하는 국민의 불만이 터져 나오고, 이번에는 대통령이 직접 나서서 국무회의에서 크게 진노하여 군 지휘부에 관한 문책을 지시했다는 보도가 나왔는데, 사실상 군 통수권자로서는 당연한 조치였다고 믿어진다.

이 지시가 있기 전에 군에서는 이미 이번 사건의 해당 부대의 연대장, 대대장, 중대장, 소대장에 대한 보직을 해임하였고, 사건 주범의 차상급자는 구속시켰다고 하는데, 대단히 신속한 속도로 인사 처리가 된 셈이다.

이런 상황에서 대통령의 분노와 지시, 그리고 군 내부의 신속한 처리는 시의 적절한 조치라고 믿어질 수 있겠으나, 원초적인 문제를 생각해 보면 이것은 크게 잘못된 일이다. 대통령의 지시나 군의 처리가 잘못되었다고 지적하면 모두가 펄쩍 뛸 일이나, 심층 분석해 보면 너무나 잘못된 결과로 판단될 것이다.

실제로 총기 난사의 주범인 김모 상병은 분명히 우울증 환자였으리라고 판단된다. 그런데 군에서는 김 상병이 우울증 환자라는 사실을 모르고 있었을 것이다. 일반 사회의 전문 병원에서도 우울증 환자를 정확히 찾아내지 못하고 있는 실정이니, 군 부대 군 의관들의 실력을 가지고 우울증을 찾아낸다는 것은 거의 불가능한 일이다.

누구든지 우울증에 걸리면 불안, 초조, 긴장, 강박

관념, 두근거림, 대화 기피, 고독 심리, 신경질, 공격
성 심리, 기억력 저하, 자살 심리, 비협조적 심리 등
이 발생한다. 이러한 현상의 원인과 배경을 주위 병
사들은 전혀 알지 못하므로, 이상한 짓을 한다며 왕
따를 시키고, 그 상사들은 명령 불복종, 규칙 불이행,
질서 문란자라는 굴레를 씌워 구타 또는 가혹 행위
로 기합(얼차려)을 가하게 된다. 그렇게 되면 환자는
군 생활에 염증을 느끼며 상사나 자기 주변 병사들
이 모두 적으로 보여 복수 심리로 가득 차게 된다.
그런 심리 상태이기 때문에, 주변에서 총기라도 발견
되면 총기 난사로 이어질 수도 있다.

　이번 김 상병의 경우도 이런 범주 내의 사고뭉치
가 되어 있었을 가능성이 크다고 본다. 그러니까 총
기 난사의 주범인 김 상병은 심한 우울증 환자였음
이 분명한데, 군의관이나 김 상병의 상사들은 그러한
사실을 전혀 알지 못했을 것이 확실하다.

　사건은 이렇게 발단이 되었는데도 김 상병의 총기
난사를 군 내부나 일반인들은 가혹 행위의 결과라고
강렬한 비난을 퍼붓는다. 다시 말하거니와, 이는 완

전한 우울증에 의한 사건이라고 판단된다. 이런 면에서 김 상병의 소대장, 중대장, 대대장, 연대장의 직위 해제는 국방부 장관의 큰 잘못이고, 그 위로는 대통령의 지시와 진노 역시 잘못된 일이라고 지적할 수밖에 없다.

총기 난사 사건 이후 6일 만에 경북 포항에 있는 해병대 1사단 정모 일병이 군화 끈으로 목을 매 자살했고, 그 후 4일 만에 해병대 2사단 원사가 또 자살을 했다. 그렇다면 그 원사도 왕따와 가혹 행위를 당하여 자살했을까? 물론 원사는 내무반에서 생활하는 하급병이 아니므로 "아니다"라는 해답이 절로 나온다. 결론이 이러하다면 군 내부의 자살은 가혹 행위의 결과만은 아닌 것으로 확실한 판단이 서게 된다.

지금 우리 군 내부에 관심병사(우울증 의심 환자)가 무려 2만 명이나 된다 하니, 앞으로 이런 어처구니없는 불행한 일이 또 연거푸 벌어질 공산이 크다. 이런 사건이 다시 벌어지지 않게 하기 위해서는 우울증의 확실한 원인 규명과 대처 방안의 개발이 시급하다. 그러니까 우울증이 확실하게 발견만 된다면, 자살이나 총기 난사 사건과 같은 불행한 일은 되풀이되지 않을 것이다.

현재 우리나라는 OECD 국가 중에서 자살률 1위라는 불명예를 안고 있다. 그런데도 대통령은 이의 예방이나 방지 대책에 관하여 일언반구 언급도 하지 않고 있다. 그 막강한 의료 시스템을 보유하고 있는 보건복지부를 거느리고 있으면서도 복지부 장관에게 자살 방지 대책을 강구하라는 지시 한마디 없었다. 자살 문제는 국민의 생명과 직결되어 있는 중요한 사안인데 참으로 이상한 일이다. 우리나라에서 자살 방지 방법을 연구 개발해 낸다면 세계가 깜짝 놀랄 일인데, 그 쉬운 일 하나 못하고 있으니 참으로 애석한 일이 아닐 수 없다.

국가가 반드시 해야 할 일을 하지 않고서, 일이 뒤틀렸을 때 그 책임을 연대장, 대대장, 중대장, 소대장에게 물어 직위 해제를 하는 정도로 마무리 지을 생각만을 하고 있으니, 근본적인 처방이 나올 수가 없다.

어째서 우리 대통령은 자살 발생의 근본 원인에 눈을 감고 있는지 알 수 없는 일이다. 참으로 불행한 나라요, 불행한 우리 국군 장병들이다.

나는 자살 방지 대책에 관하여 대통령에게 두 번이나 건의를 하였다. 그 때마다 국민권익위원회에 이첩 지시를 했는데, 실제 권익위원회는 자살 문제와 아무런 상관관계가 없어 이를 보건복지부에 이첩하였고, 국민의 생명을 다루는 보건복지부에서는 검증이 안 된 사안이라며 가볍게 퇴짜를 놓고 말았다.

우울증에 의한 자살 문제는 국민의 생명과 직결되어 있는 중대한 사안인데, 이 중요한 일을 이런 식으로 대처해 나간다면 우리의 전망은 암담할 뿐이다. 국책적인 차원에서 대처해 나갈 일이다.

'감사원 감사위원'의 투신 자살

감사원의 감사위원(차관급) 홍모 씨(57세)가 아파트 13층 계단에서 투신 자살했다는 보도가 나와 큰 충격을 주었다.

그 분은 감사원 사무총장까지 역임함으로써 공무원 사회에서는 지극히 부러워하는 선망의 자리에 있었던 인사이다. 그런 귀한 분이 왜 자살을 했을까?

보도를 통하여 알려진 바로는 오래 전부터 우울증 약을 복용해 왔다고 한 것으로 보아 상당 기간 우울증으로 고생하다가 견디다 못하여 그 귀한 생명을 내던진 것으로 보인다.

감사원 감사위원 정도의 고급 공무원이 투신 자살

을 했다는 사실은 국가적으로 볼 때 대단히 수치스러운 일이다.

그러니 보건복지부는 이런 일이 있기 전에 예방 대책을 세워야 했고, 이런 일이 벌어졌다면 관계관들은 응분의 책임을 지는 제도를 마련했어야 할 일이다. 그러지 못하고, 자살률 세계 최고라는 오명을 쓰고 있으면서도 남의 일 보듯 무관심하고 있으니 복지부는 있으나마나한 부처가 아닐까?

우리나라는 전직 대통령을 비롯하여 전직 대법원장이 투신 자살한 전례도 있어 많은 충격을 받은 바 있는데, 이번에는 현직 고위 공무원의 자살이란 면에서 또 새로운 충격을 받게 된 것이다.

우리나라의 자살률이 높다는 이유에 대하여 보건복지부나 자살방지협회, 자살 방지를 위한 '생명문화 존중운동 총연합' 등 수많은 자살 방지 단체들의 주장이 분분한데, 그들의 말을 들어 보면 일률적으로 사회적 불안, 급격한 경제 성장에 따른 주변 및 가족들과의 대화 부족, 생활 실태의 양극화 등의 문제와 아울러 그 해결 방법에 대한 교육의 부실에 원인이 있다고 언급하고 있으나, 앞서 자살한 전직 대통령, 전직 대법원장과 이번 차관급 공무원의 자살을 그들이 주장하는 원인론과 맞추어 볼 때 과연 합당한 논리라고 할 수 있을까?

지금 보건복지부를 위시한 각급 정부 기관에서도 자살 문제가 심각한 사안으로 대두되고 있는데, 자살 사건이 일어날 때마다 관련 기관을 비롯하여 수십 개가 넘는 자살 방지 단체들이 내놓고 있는 원인론을 살펴보면 한결같이 엉터리 일색이다.

어떤 질병이든 그 원인은 모두 한 가지이다. 이런 면에서 보면 자살의 원인도 한 가지임이 분명한데, 그 원인을 몇십 개씩 늘어놓고 있음을 볼 때 진정한 자살 원인을 모른 채 엉터리로 꾸며 내어 그럴 듯하게 나열하고만 있을 뿐이다. 이렇게 모르면서 아는 척하고 소리 높여 외치는 무지야말로 자살을 막지 못하는 치명적인 원인이라고 하겠다.

저 유명했던 인기 여배우 최진실 씨의 자살 때도 그 원인을 여러 가지로 꾸며 놓았고, 그 동생의 자살 때도, MBC 인기 여자 아나운서의 자살 때도, 행복 전도사로 만인의 사랑과 인기를 모아 온 최모 여인의 자살 때도, 카이스트 대학생들의 자살 때도, 또 그 대학 교수의 자살 때도, 한국여성인권진흥원 이사장의 자살 때도, 또 기타 유명 무명의 자살 때도 모두 엇비슷한 엉터리 자살 원인을 나열해 놓았었는데, 지금 수많은 자살 방지 단체들도 이런 상식을 가지고 자살 방지를 하겠다며 소리 높여 외치고 있으니 우리나라 자살을 전혀 막지 못하고 있는 것이다.

앞으로 5년 내에 자살률을 반으로 줄이겠다는 사업 계획을 목표로 하여 새롭게 창립한 '생명문화존중운동협회'의 자살 원인 설명도 똑같은 맥락의 주장이니, 앞으로 그 단체의 운명 또한 뻔한 것으로 여겨진다.

현재 자살 방지를 위한 법이 제정되어 있으나, 그 법이 제정된 지 3년여가 지난 지금에도 자살이 줄지 않고 오히려 증가되고 있는데, 이것도 정부가 자살의 진정한 원인을 모르고 추진하고 있기 때문이다.

나는 각종 언론 기고를 통하여 여러 차례 자살의 진정한 원인을 제시한 바 있으나, 아직 그 실효를 거두지 못하고 있다. 자살 문제에 영향력 있는 관계자들이 내 글을 읽지 않거나, 읽고도 별 관심 없이 흘려 버렸기 때문이다. 이것을 마치 돼지 목에 진주를 달아 놓은 결과라 한다면 심한 비유라 할 수 있을까?

다시 말해 두거니와, 자살의 원인은 단 한 가지 우울증에 의한 것인데, 그 우울증은 의학계나 자살 방지 단체들이 말하는 정신과 질병이 아니라 두뇌 산소 공급 부족에 의한 내과적 질병이라는 사실을 알아야 한다. 이 진실을 모르면 영영 자살을 막지 못하게 된다.

이번에 투신 자살한 감사원 감사위원도 자신이 우울증에 걸렸다는 사실을 인식하고 스스로 두뇌 산소 공급이라는 간단한 치료를 하였더라면 그 애석한 자살은 완전히 막을 수 있었던 것이다.

이 글을 쓰고 있는 이 시간에도, 자살 방지의 총본산인 보건복지부의 한의학정책과 여성 사무관(28세)이 자살을 했고, 기획재정부 소속 여사무관(30대)도 자살을 했다는 보도가 나왔다. 이들의 자살도 모두 우울증에 의한 자살임이 확실하다고 하겠다. 사실상 우울증이 아니면 그 귀한 자리의 여성 공무원들이 자살할 이유가 없는 것이다.

자살 방지에 관심이 있거나 이 분야에서 직접적인 일을 하고 있는 분들은 비정상적인 엉터리 상식을 가지고 헛소리를 하지 말고, 세계가 놀랄 나의 원인론을 조속히 받아들여 자살자 없는 모범 국가가 되도록 생각을 바꿔 가기를 바라는 것이다.

'행복 전도사'의 자살과 우울증의 실체

행복 전도사로 알려진 작가 겸 방송인 최윤희 씨가 자살을 해 또다시 엄청난 충격을 던져 주었다. 어느 젊은 대학 교수는 그의 자살 소식을 듣고 최진실, 박용하의 자살 때보다도 몇 배 큰 충격을 받았다면서 아쉬움이 가시지 않는다는 말을 했다. 최 씨는 그만큼 세인의 인기를 모아 온 인사이다. 수많은 팬들에게 많은 감동을 주어 온 그의 자살은 전혀 예측도 못한 사회적 사건이라며 온 동네가 먹구름에 휘말리는 충격을 받은 것 같다고 했다.

최 씨는 '행복의 기본이 무엇이고, 어떻게 해야 행복한 삶을 누릴 수 있는가' 라는 생활 철학을 KBS를 통하여 만인에게 가르쳐 왔고, 유명인들의 자살이 있을 때마다 자살은 최악의 인생길이라며 절대로 자살을 해서는 안 된다고 설득력 있게 지도해 왔다.

그런 분이 어느 날 갑자기 자살을 했다는 보도가 나왔으니, 그를 믿고 슬기로운 인생의 꿈을 키워 온 분들에게 청천벽력과 같은 놀라운 소식이 아닐 수 없다.

행복 전도사로서 자살을 그리도 미워한 그가 스스로 먼저 행복 기준을 깨고 자살을 했으니 이게 무슨 일이냐며 모두들 혀를 차면서 일면 배신감마저 들었다고 아쉬워했다. 그렇다면 그는 평소 제일 싫어했던 자살을 왜 선택했을까?

최 씨가 남겼다는 A4 용지 한 장 분량의 유서를 보니, 지난 2년 동안 입원과 퇴원을 반복하며 투병 생활을 해 온 탓에 많이 지쳐 있었던 모양이다.

그래도 희망을 잡아 보려고 노력을 했으나, 최근 가슴의 통증으로 숨쉬기가 힘들어 병원 응급실에 실려 가 보니 심장에 이상이 생겨 절망감이 솟아났다고 한다. 그에 앞서 2년 전부터는 루푸스(lupus)라는 만성 피부병에 걸려 심한 고통을 받아 왔고, 이런저런 통증을 합치면 700가지는 될 것이라고 호소하고 있다,

주치의들의 진단에 의하면, 최 씨는 여러 가지 만성 질환에 시달려 왔고 그 때문에 우울증이 발생하였다는 설명이었다. 우울증에 걸리면 만성피로와 무기력증, 의욕 상실, 강박관념, 긴장·불안·초조, 동계, 찢어질 듯한 가슴 통증, 대인 공포증 등 여러 가지 증상이 생기는데, 최 씨는 바로 전형적인 우울증에 시달리다가 스스로 목숨을 끊은 것 같다.

최 씨가 자살한 이유에 대하여 700가지 질병에 고통 받기 싫어 죽음을 택한 것으로 기사화되어 나왔지만, 질병 700가지는 과장된 표현이다. 실제로는 셀 수 있는 몇 가지 정도의 질병이 있었지만, 이 병원 저 병원을 찾아다니며 여러 의사들의 진단을 받을 때마다 붙여진 병명을 합치다 보니 그렇게 많아 보인 모양이었다.

그러나 그녀의 확실한 자살 원인은 여러 가지 만성 질환이 아니고 우울증이다. 우울증이 아니면 자살

을 할 이유가 없는 것이다.

우울증에 걸리면 환자들은 거의 다 뇌에서 '죽어 봐라. 죽으면 극락 간다. 천당 간다' 등의 환청이 속삭여, 우울증으로 고통 받느니 차라리 편안한 자살을 하는 편이 낫다고 생각하여 자살을 택하게 되는 것이다.

이처럼 우울증이야말로 자살의 가장 확실한 원인인데도, 사람들은 자살의 원인을 잘못 알고 있다. 자살의 원인이라고 세상에 널리 알려져 있는 것들을 보면, 다음과 같은 요인들이 대종을 이루고 있다.

▷ 희망이 없는 인생살이
▷ 하고 있는 일에 지쳐 있을 때
▷ 가족과의 대화 부족
▷ 직장 생활에 지쳐 있을 때
▷ 주변 사람들로부터의 소외감
▷ 경제적 불안과 스트레스 집적
▷ 분노 심리의 축적
▷ 부부 갈등의 심화

▷ 생명 존중 심리의 결여

▷ 영적 삶의 결여

그러나 최윤희 씨의 경우는 최고의 인기에 여유 있는 경제적 생활 등을 해 온 경력으로 보아 위에 열거한 자살 원인과는 너무 거리가 멀다.

그러니까 이제까지 우리가 알고 있는 우울증에 의한 자살의 이유는 완전히 빗나가 있다는 뜻이다. 우리는 이 사실, 즉 우울증의 원인에 대한 생각을 완전히 바꾸어야 한다. 그렇지 않고서는 우울증에 의한 자살을 절대로 막을 길이 없다.

여기서 꼭 알리고 싶은 것이 있으니, 우울증은 여러 가지 질병에 시달려 생기는 것이 아니라, 두뇌의 산소 공급 부족에서 발생한다는 사실이다. 즉, 두뇌 혈류 장애에 의한 산소 공급 부족에서 오는 단순 증상이라는 뜻이다. 그러니까 우리가 이제까지 알고 있는 바와 같이 신경과나 정신과 소관이 아니고, 순수한 내과적 질환인 것이다.

우울증을 병원에서 고치지 못하는 까닭은 정신과나 신경과 소관이라 믿고 치료하기 때문이다. 사실상 현대 의학에서는 우울증 치료제는 없고, 있다면 신경 안정제나 진통제, 아니면 수면제 정도를 항우울제라며 처방하고 있다. 그러나 이런 의약으로는 우울증을 절대로 고치지 못할 뿐 아니라, 증상이 점점 악화만 되어 갈 뿐이다.

이 원리는 마치 중세의 '코페르니쿠스의 지동설'과 같은 엄청난 충격이다. 현대 의학의 원리와 전혀 다른 이론이기 때문에 도대체 믿어 주지를 않는다. 그래서 청와대에서도, 국무총리실에서도, 교육부에서도, 여성부에서도, 국민의 생명과 건강을 책임지고 있는 보건복지부에서도 전혀 믿지 않는다. 믿지 않고 퇴짜를 놓으니 우리나라 자살률이 세계 최고라는 오명에서 벗어나지 못하고 있고, 지금 정부가 내걸고 있는 국격 높이는 정책 이슈에도 먹칠을 하고 있는 꼴이다.

우리의 건강과 생명은 바로 국력이라는 면에서, 실효성 없는 복잡한 자살 방지론을 버리고 간단히 해결할 수 있는 이 이론을 신속히 받아들여 최윤희 씨와 같은 자살 소동이 다시는 일어나지 않는 국가가 되었으면 하는 생각이 간절하다.

엉터리 자살 방지 운동 단체의 난립

자살 방지 운동 단체들이 수백 개도 넘는다. 그렇게 많다는 현실은 자살의 원인을 제대로 알고 추진하는 단체들이 하나도 없다는 증거이다.

그들 운동 단체들의 면면을 살펴보면, 보건복지부 산하 자살방지협회와 복지라는 이름이 붙은 어중이떠중이 단체를 비롯하여 천주교, 불교, 천도교, 기독교 등 종교계와 사회단체, 생명사랑전화, 각급 대학을 비롯한 학계와 교육계, 대학 병원, 지방자치단체, 사회학자 할 것 없이 자살의 원인과 방지 대책에 관한 막연한 상식선에서 멋대로의 생각들을 가지고 자살 방지 목소리를 높이고 있다. 일부 감투욕이 있는 인사들은 자살 방지 운동 단체를 마구 만들어 총재, 총장, 회장, 위원장, 본부장 등 다양한 감투를 쓰고 허세를 부리고 있다.

우리나라가 OECD 국가 중 자살률 제1위라는 호재를 만난 이들은 약삭빠르게 이런 유사 단체들을 만들어 온갖 비합리적인 이론을 내세워서 국민을 유혹하며 정부의 후원금이나 보조금을 받아 내는 재주를 부리는 경우가 허다하다. 이렇게 많은 자살 방지 단체들이 있어도 우리나라의 자살은 전혀 줄지 않고 오히려 계속 늘어만 가고 있어 국제 사회에서 자살 강국이라는 불명예를 안고 있다.

왜 그런가? 한마디로 말해, 그런 자살 방지 단체들이 내세우고 있는 주장들이 모두 엉터리이기 때문이다. 앞에서도 언급한 바 있지만, 그들이 주장하는 자살의 원인은 다음과 같이 매우 다양하고 복잡하다.

▷ 사회 불안에 의한 삶의 절망감
▷ 사회 계층 양극화에 따른 경제적 불안
▷ 국가 고도성장에 따른 자신의 비교 열세

▷ 격심한 경쟁 사회에서의 불안

▷ 학생의 경우 성적 부진과 진학 문제

▷ 왕따 당하는 고독감과 시달림

▷ 가정불화에 따른 불만 심리

▷ 직장인들의 승진 불평등에 대한 불만

▷ 동료들과의 불화와 과중한 업무

▷ 상사의 압력과 업무 부진

▷ 담당 업무의 기피 심리와 실적 부진

▷ 동료들과의 의견 충돌과 반감

▷ 부부 갈등

▷ 고령화에 따른 생활 불편

▷ 유명 연예인들의 자살에 따른 모방 자살

그러나 이런 불안 심리 정도로 그 소중한 생명을 끊고 자살한다는 생각은 잘못된 결론이다. 자살 예상자들을 대상으로 설득만 잘 하면 그 극단적인 생각을 돌려놓을 수 있는 문제라고 그들은 강변하고 있다. 그래서 누구나 해결 가능성이 있음을 믿고, 앞서 열거한 여러 자살 방지 운동을 전개하며 자살 방지 운동 단체들을 만들어 총재, 총장, 회장 등 어마어마한 감투를 만들어 쓰고 있는 것이다.

국가에서 자살방지법을 제정하고 나니 그 법의 그늘에서 떡고물이라도 얻어먹을 심산으로 이런 큼직한 감투를 만들어 쓰고 있으나, 그런 감투를 쓰고 있는 인사들이 자살 방지에 얼마나 실적을 올리고 있는지 양심선언을 해야 할 때가 되지 않았나 싶다. 확실한 실적이 없는 단체라면 이는 사이비 단체가 될 것이고 총재, 회장 등의 감투는 '꼴불견 감투'가 될 터이니, 그런 비난을 받기 전에 미리 스스로 내려놓아야 사회와 본인은 물론이고 자살률 세계 최고의 나라라는 오명을 씻게 될 것이다.

여기서 다시 한 번 말하거니와, 자살의 진정한 원인은 앞서의 단체들이 말하는 정신과 질병에서 발생하는 것이 아니고, 두뇌의 혈류 장애에 의한 산소 공급 부족에서 오는 내과적 질병임을 확실히 알아야 한다. 이 내과적 질병을 정신과 질병으로 알고 자살 방지 운동을 추진한다면, 오히려 자살을 전혀 막지 못하게 되는 것이다. 머리에 산소 공급이 잘 안 되면 시상하부의 세포가 굳어져 우울증이 생긴다. 따라서 뇌의 산소 공급을 촉진시켜 우울증을 고쳐 주면 자살 심리는 완전히 없어지게 된다. 이 간단한 원리를 모르고 빗나간 원인론을 만들어 떠들어 대고 있으니 전혀 해결의 길을 찾지 못하는 것이다.

여기서 충격적인 사실을 한 가지 소개해 본다.

내 주변에 명문 의과대학 정신과 출신 아들을 둔 친구가 있는데, 그 아들은 수재 중의 수재만 간다는 정신과 의사가 되었다고 큰 자랑을 해 왔다. 그러나 의사가 되어 인턴 수습을 하던 그 아들은 2년 후에 사표를 내고 집으로 돌아왔다고 한다. 전후 사정을 물으니, 자기 교수가 우울증 등 정신과 질병을 하나도 고치지 못하는 실상을 매일 보면서 낙심과 절망감에 자기도 그런 무능한 의사가 될지 몰라 고민하다가 사표를 내고 돌아왔다는 사연이었다.

이 때 그 집안에서는 보통 난리가 난 것이 아니었다. 자랑스럽고 선망하는 의사가 될 큰 기대가 허물어졌으니 얼마나 허망한 일이겠는가.

그런데 최근 언론 보도를 보면, 의과대학 지망생들 중에 놀랍게도 정신과 희망 학생이 특별히 많다고 하던데, 이 학생들이 졸업 후에 혹시라도 앞서 사직한 의사의 전철을 밟는 일이 벌어질 것을 생각하면 걱정이 태산 같다.

이는 우리 정신과 계통 의술의 단면을 그려 본 우려인데, 사실상 정신과 의사들은 우울증의 원인을 전혀 알지 못하고 있기에 우울증에 의한 자살을 전혀 방지 못하고 있는 것이다.

현대 의학이 이런 실정인데도, 수백 개가 넘는 자살 방지 운동 단체들이 보건복지부의 승인 또는 묵인 하에 각기 자살 방지 권위자라는 허상을 떨며 국민 앞에 군림하고 있으니 참으로 낯간지럽고 안타까운 일이다.

만일 나의 두뇌 산소 공급 촉진법을 이런 단체나 전 국민에게 알리거나 교육을 시켜 나간다면 자살자 없는 세계적인 모범 국가가 될 터인데 참으로 애석한 일이다.

자살률이 세계 최고인 나라

우리나라가 OECD 국가 중 자살률 1위라 하니, 실질적으로 세계 최고의 자살률을 시현하고 있는 부끄러운 나라이다.

전직 대통령이 바위산에서 투신 자살을 했고, 전직 대법원장이 한강에서 투신하여 세인의 가슴을 놀라게 한 바 있다.

그 외에 유명 배우, 탤런트, 가수, 아나운서, 행복 전도사, 대기업 사장, 고급 공무원, 대학 교수, 현직 검사, 중고생 및 대학생, 변호사, 학교 교사, 군인, 경찰관, 소방관 등 신분의 고하와 남녀노소를 막론하고 하루 평균 42명이나 되는 귀중한 생명이 자살을 택

함으로써 우리 사회를 불안과 침울한 정서 심리로 물들게 하고 있다.

왜 이렇게 자살자가 늘어나고 있을까? 신문, 잡지, 라디오, TV 방송 등에서는 유명인들이 제각각 생각나는 대로 멋대로 자살 원인을 설명하고 있다. 일견 듣기에 모두가 그럴 듯하여 대중들은 철석같이 믿을 수밖에 없다. 그런데 진실을 알고 정확하게 설명하는 사람은 하나도 없다. 사실을 모르면서 아는 척하며 언론과 잡지에 원인을 밝히고 있으니, 실제로는 자살을 하나도 방지 못하고 오히려 점점 늘어만 가고 있는 것이다.

사회 심리학자들, 정신 과학자들, 병원의 정신신경과 의사들, 자살방지협회장, 종교계 자살방지위원장들이 설명하는 자살의 원인을 종합해 보면 다음과 같이 매우 다양하다.

▷ 외환위기 이후 사회의 급격한 변동에 영향을 받아 일어나는 아미노적 자살

▷ 사회 집단에 대한 개인의 융화나 적응이 일시에
　 갑자기 차단되거나 붕괴되었을 때
▷ 갑작스러운 경제적 파산
▷ 사회적 규범이나 가치관의 붕괴
▷ 사회적 약자들이 던지는 비명으로 인식
▷ 양극화와 생활고
▷ 이혼 후 독신 생활의 고독감
▷ 세상살이에 희망이 없다고 생각하는 사람
▷ 사회 안정의 미비에 따른 사회적 고립감
▷ 가족적 유대감의 결여와 소외감
▷ 안팎의 스트레스에 지쳐 있을 때
▷ 사회생활의 중압감에 의한 자포자기 심리
▷ 유명인의 자살에 의한 모방 자살
▷ 생명 존중에 관한 교육 부실
▷ 영적 생활의 결여
▷ 정부의 자살 방지 대책 미비

특히 최근 KBS　TV에 출연하여 자살의 원인과 대
처 방안에 관한 설명을 하던 대한 불교 조계종 소속

자살방지위원장이라는 여승의 설명을 들어 보면, 무한 경쟁 시대에 적응하지 못하는 정신 허약자가 자살하는 경향이 있다고 새로운 이론인 양 들고 나와 설명하고 있었다. 자살의 원인 설명은 사람마다 학자마다 권위자 또는 전문가마다 제각기 다르다.

사실상 이런 소리를 하면 자살은 하나도 막지 못한다. 어떤 질병이든지 원인이 한 가지이듯 자살의 원인도 단 한 가지뿐이다. 여기서 설명하려는 자살의 원인은 우울증에 의한 자살이다.

원래 자살에는 두 가지 유형이 있다. 하나는 유서가 있는 자살이고, 다른 하나는 유서가 없는 자살이다. 유서가 있는 자살은 그 원인을 알 수 있어 문제될 것이 없으나, 유서가 없는 자살은 그 자살의 원인을 모른다. 유서가 없는 자살은 대부분 우울증에 의한 자살인데, 이것은 요새 문제시 되고 있는 자살의 99%에 해당된다.

그렇다면 우울증은 왜 생기는 것일까? 이 우울증의 원인은 앞서 나열한 자살의 원인과 대동소이하다는 것이 대부분의 견해이지만, 이런 설명이나 견해는 완전히 틀린 것이다.

실제로 우울증에 걸리면 누구나 병원에 찾아가는데, 병원에서는 모두가 정신과 아니면 신경과 질병으로 알고 치료를 한다. 정신과나 신경과 의사들은 '항우울제'라 하여 신경 안정제나 진통제 또는 수면제를 복용시킨다. 그러나 이런 항우울제를 복용하고 우울증을 고쳤다는 환자는 하나도 없다. 위에서 나열한 유명인 자살자들은 모두가 자기들의 우울증을 고쳐 보려고 열심히 병원을 쫓아다니며 이런 치료를 받아 보았을 것이다. 그래도 그 분들은 우울증을 고치지 못하고 견디다 못해 결국 스스로 생명을 끊어 버리고 만 것이다.

사실상 우울증은 정신과나 신경과 소관의 질병이 아니다. 엄밀히 따지자면 완전히 내과적 질병인 것이다. 정신과나 신경과 질병을 내과적 질병이라면 정신 나간 소리를 한다고 펄쩍 뛸 일이다. 이는 마치 중세의 '코페르니쿠스의 지동설'과 같은 충격이라고 하겠다.

그렇다면 왜 우울증을 내과적 질병으로 단정하는

것일까? 우울증은 머리에 산소 공급이 잘 안 돼 산소 부족에서 오는 질병이기 때문이다. 그 산소 부족은 경동맥 소체의 이상에서 생기는 혈류 장애 현상이다. 그러니까 혈류 장애를 교정시켜 주면 두뇌에 산소가 충분히 공급되어 산소 부족증이 없어지게 된다. 머리에 산소가 충분히 공급되면 약 20일 후에는 우울증이 완전히 없어진다.

때문에 우울증은 정신과나 신경과 소관이 아니고 순수한 내과적 질병이라는 주장을 하는 것이다. 그런데 내과 의사들은 자기네 소관인 줄을 전혀 모른다. 이 이론을 믿지 않고 앞서 말한 엉뚱한 소리를 하면 절대로 우울증을 고치지 못하고 결국 자살의 길로 유도하게 되는 것이다.

나는 자살 직전까지 간 우울증 환자를 여러 명 고쳐 준 경험이 있어 이렇게 자신 있게 말하는 것이다.

다행히 2011년 3월에 국회에서 '자살예방 및 생명존중 문화조성을 위한 법률'이 의원 입법으로 제정되어 나왔다. 앞으로 이 법의 정신대로 하면 우리나라에서 자살은 완전히 없어지게 될 것이다.

그러나 이에 대하여 예전대로 의료계나 일부 몰지각한 학자들의 주장을 그대로 믿고 반영하게 된다면 '자살률 세계 최고'라는 불명예에서 영영 벗어나지 못한다.

다시 말하거니와, 이 법의 정신대로 추진된다면 우리나라는 자살자 없는 모범 국가로 올라서게 될 것이다. 그리고 이 기술을 미국, 일본, 중국, 기타 여러 나라에 수출한다면 엄청난 국익이 창출될 것은 명약관화한 일이다.

로봇 천재 KAIST 대학생의 자살

    몇 해 전 새해 벽두에 부산 D고 출신 KAIST 대학생 조모 군이 그 대학의 중앙 기계실 모퉁이에서 자살했다는 슬픈 소식이 보도되어 나왔다.

    실업계 고등학교 출신으로 KAIST 대학에 입학한 사례는 그가 처음이라고 한다. 그 학생은 2007년 국제 로봇 올림피아드 한국 대회에서 대상을 수상했고, 2008년 세계 대회에서 3등을 차지하는 등 60여 회나 수상을 한 로봇 천재였다고 한다. 그는 부산 D고 디지털 정보전자과 2009년 가을 입학사정 관계 학교장 추천 전형을 거쳐 2010년에 신입생으로 선발 입학한 학생이었다.

그런 우수한 학생이 자살을 했다니 참으로 애석한 일이고, KAIST 대학이나 국가적으로도 큰 손실이 아닐 수 없다. 그렇다면 그런 우수한 학생이 왜 자살을 했을까?

그 대학의 담당 교수 말에 의하면, 과학고 출신이 아닌 일반고 출신이나 실업계 고등학교 출신들은 처음 1년간은 공부를 따라가기 위해 하루에 3~5시간만을 자며 2배 이상 노력을 해야 하기 때문에 심리적 압박을 받아 스트레스를 많이 받게 되었다고 한다. 그 위에 조 군은 미분 적분 같은 어려운 수학에 들어가서는 F학점을 받아 낙제 수준이 되어 여기에서 오는 초조감이 심리적 불안감을 가중시킨 것이라고 설명하였다. 사정이 그렇다면 조 군의 자살은 수학 담당 교수의 책임이 큰 것으로 결론 짓게 된다.

세계적인 로봇 천재 학생을 미분 적분이라는 지옥 속에 몰아넣어 죽음에 이르게까지 한 것으로 판단되는 대목이다.

여기서 냉철히 검토해 보아야 할 사항은, 조 군 같은 입장에서는 미분 적분 같은 고도의 어려운 수학이란 필요치 않다는 점이다. 그가 세계적인 로봇 기술자 학생이 된 것은 미분 적분이 능한 학생이어서가 아니다. 미분 적분을 하나도 몰라도 그런 세계적인 능력을 갖게 되었고, 그 수준에 이르기까지 미분 적분은 필요치 않았던 것이다. 이런 학생에게 취미도 소질도 없는 수학을 강요한다는 제도나 발상은 교육상 문제가 아닌가 한다. 미분 적분이 필요한 학생에게만 그런 수학을 가르치는 것이 도리요, 앞으로 교육의 개선점이 아닐까 생각한다.

세계적인 발명왕 에디슨은 초등학교 4학년밖에 다니지 않았다. 그는 미분 적분의 이름조차 몰랐다. 그래도 천여 개나 되는 발명품을 만들어 내지 않았던가.

어려운 미분 적분을 학생들에게 의무적으로 배우게 하는 KAIST는 그런 어려운 학문을 가르치는 소문으로 명예가 유지된다는 생각을 버리고, 조 군과 같은 전문 기술자를 길러 내는 KAIST가 되어야 하지 않을까 한다.

오늘날 사회적으로 이름난 대학 총장이나 과학자

나 노벨상 수상자들은 모두 미분 적분에 통달한 사람들이 아니고, 지금 그분들에게 미분 적분 시험을 치르게 하면 합격할 사람이 아무도 없을 것이다. 그 전문 분야에서는 미분 적분이 필요치 않기 때문에 모두 팽개쳐 버리고 말았을 것이다. 미분 적분 같은 고도의 수학이 해당 교수들의 밥그릇만을 위한 교육이 되어서는 안 된다. 필요한 학생들에게만 가르치는 것이 사회 활동이나 국가 발전에 이익이 될 일이다.

조 군의 자살 원인이 미분 적분 같은 어려운 수학이 부담이 되어 우울증에 걸렸기 때문이라는 담당 교수의 설명을 듣고 한마디 해 본 것이다.

그렇다면 조 군 자살의 진정한 원인은 무엇일까? 한마디로 말해 그는 우울증 환자였다고 본다. 기숙사에 있는 그의 방에서 발견된 수면제 약병이 12개나 되었다고 하는 점으로 보아 그는 심한 우울증에 시달렸다고 판단된다. 그리고 ·그에게서는 몇 날이 아닌 수많은 날을 혼자 고민하고 괴로워한 흔적이 엿보였다고 한다. 그는 얼마나 괴로웠기에 수면제를 상복하며 지냈을까? 그의 머리맡에는 수면제뿐이 아니고 신경 안정제도 있었을 것이다.

사람이 우울증에 걸리면 다음과 같은 증상이 나타나게 된다.

▷ 머리가 띵하고 명쾌하지 못하다.
▷ 기억력이 떨어지고 건망증 증세가 있다.
▷ 만성피로와 무기력증이 생긴다.
▷ 가슴이 두근거리고 답답하다.
▷ 긴장, 불안, 초조, 강박관념, 의욕 상실 등이 나타난다.
▷ 대화를 기피하고 고독을 찾는다.
▷ 신경질적인 심리와 공격 심리가 발동한다.
▷ 학생들은 학습 능력이 떨어진다.
▷ 자살 심리가 발동하여 자살 사이트를 선호한다.
▷ 머리에서는 자살을 종용하는 환상이 떠오른다.
▷ 자살이 두렵지 않다는 생각이 든다.
▷ 모방 자살을 기도한다.
▷ 강박관념이 일어나 자살 심리가 발동한다.

의사들이나 주위 사람들은 항상 우울한 생각이 쌓이거나 명랑한 생각을 하지 않았을 때 우울증이 생긴다고 하지만, 이는 사실이 아니다. 우울한 생각이 쌓여 우울증에 걸리는 것이 아니라, 거꾸로 우울증이 생기면 우울한 생각과 함께 위에 열거한 여러 가지 증상이 나타나는 것이다.

로봇 천재 조 군도 이 우울증의 희생자였다. 진실이 이러한데도 KAIST 대학에서는 학교 성적이 부진하여 고민 끝에 자살하였다고 발표한 것이다. 대학 교수들이 몰라도 너무 모른다. 이 원리를 모르거나 외면하면 제자들의 제2, 제3의 자살을 막지 못한다. 우리는 이 땅의 학생들이나 젊은이들의 자살을 막기 위하여 두뇌 산소 공급 촉진법을 배워야 한다. 국익 차원에서 또는 KAIST의 명예를 위하여 교수들은 이 원리를 배워야 한다.

자살, 이렇게 막아라!

2010년에는 좋은 소식이 많으려나 했더니만, 연예계의 톱스타 박용하(33세)가 자살을 해서 세상을 큰 충격의 도가니로 몰아넣었다.

이는 최진실이 자택에서 목을 매어 자살한 지 1년 4개월 만이고, 그 자살 사건 후 1년 만에 최진실의 남동생인 최진영마저 서울 논현동 자택에서 누나의 뒤를 이어 또 목을 매 자살한 뒤에 불어 닥친 후속 충격파였다.

돌이켜보면, 지난 10년 사이에 유명 연예인만 해도 자살자 수가 17명이나 된다는 사실에 놀라움을 금할 수 없다.

유명 연예인뿐만이 아니라, 언론에 일일이 발표가 되지 않은 자살자, 즉 경찰, 군인, 공무원, 변호사, 회사원, 중견 사업가, 신앙인, 학생 등 각계각층의 수많은 생명들이 알게 모르게 자살을 하고 있어 우리나라 자살자 수는 1년에 1만4천 명에 이르고 있다는 통계가 나와 있다.

이미 우리나라는 OECD 국가 중에서 자살률 최고라는 불명예를 안고 있어 일부 언론인 중에는 '자살공화국 대한민국' 이라는 풍자적 표현으로 심각하게 걱정을 하는 사람도 있다. 전직 대통령마저도 의문의 자살을 하여 세상을 놀라게 한 바 있으니 그럴 만도 한 일이다.

이렇게 자살자 수가 해를 거듭할수록 늘어만 가고 있으니, 이를 우려한 지식인과 언론에서는 자살의 원인과 그 방지 대책들을 계속해서 쏟아 내고 있다. 앞에서도 열거했듯이 일반 상식인의 입장에서 볼 때 그 원인과 대책이란 것들은 그럴 듯한 지적이요, 충고라고 믿는다. 더욱이 이런 지적은 사회 각계각층의 최고 전문가 또는 권위자들의 충고이니 세상 사람들은 모두 그렇게 믿지 않을 수 없다.

그러나 나의 입장에서 볼 때는 전혀 아니다. 모두가 빗나간 엉터리 판단이요, 진정한 자살의 원인을 모르는 추상적인 발상이다. 자살의 진짜 원인은 거의 우울증에 있다.

우울증에 걸리면 환자는 죽음을 전혀 두려워하지 않는다. 그래서 충동적으로 자살하게 되므로 유서도 남기지 않는다. 따라서 유서를 남기지 않는 자살은 모두가 우울증에 의한 자살이라고 보면 된다.

일반 정상인들이야 죽음보다 더 두려운 것이 없다. 그래서 죽음을 저주 또는 기피의 대상으로 삼고 있는 것이다. 그런데 일반인들은 우울증에 관한 생리나 특징을 전혀 알지 못하고 있다. 이처럼 모르면서도 아는 척하는 자만이야말로 자살을 막지 못하는 우를 범하는 결과를 가져온다.

우울증에 걸리면 나타나는 증상들은 앞에서도 나열하여 설명했거니와, 이런 증상이 발생하면 환자들은 정신과나 신경과 병원을 찾아간다. 이 때 병원에서는 항우울제라 하여 환자에게 신경 안정제나 진통제 또는 수면제를 복용케 함으로써 계속 잠만 재운다.

이런 마당에 세계가 놀랄 충격적인 진실을 밝혀 본다. 여기서 다시 강조하지만, 우울증은 신경과나 정신과 소관이 아니다. 그런데도 세상 사람들은 우울증을 신경과나 정신과 소관으로 알고 그런 병원을 찾아간다. 그러나 여기서 다시 진실을 말하건대, 우울증은 내과 소관임을 밝혀 둔다. 그럼에도 내과 의사들은 자기네 소관인 줄을 전혀 모르고 있다. 그래서 우울증은 정신과에서도 내과에서도 고치지 못하는 질병이 되어 결국 자살로 이어지게 되는 것이다,

"우울증이 내과 소관이라?" 이 얼마나 혁명적인 발상인가. 실제로 우울증은 머리로 가야 할 산소가 부족하여 생기는 질병이라는 것이 나의 주장이자 확신이다. 머리에 산소가 부족해지면 시상하부의 세포가 경직되어 뇌 기능이 떨어진다. 즉, 혈류 장애에 의한 산소 공급 부족이 원인이므로 우울증이 내과적 질환임은 불문가지이다.

나는 이 진실을 밝혀 내고 여러 우울증 환자를 고

쳐 주고 있어, 우울증은 이제 불치병이 아니고 확실히 고쳐지는 직병으로 확정하고 있다. 그래서 이를 바탕으로 우울증 없는 세상, 아니 '자살자 없는 세상 만들기 운동'을 벌여 나가기로 하고 있다. 이 운동을 전개하여 이 땅에서 자살자가 없어진다면 우리는 자살자 없는 유일한 나라가 되리라고 확신한다.

나는 지금 일본에서 대대적으로 벌이고 있는 우울증 방지 대책 운동 속으로 파고 들어가 국위 선양과 함께 막대한 달러 박스에 꽃을 피우게 하고 싶다.

노인 자살률도 세계 최고

    최근 TV 뉴스를 비롯하여 주요 일간지에 우리나라 노인 자살률이 OECD 국가 중에서 최고라는 보도가 나왔다. 사실상 OECD라면 세계 선진국과 그 수준에 도달해 있는 나라들이 가입되어 있는 국제기구인데, 그런 나라들 가운데서 우리나라의 자살률이 가장 높다는 것은 대단히 놀랍고 부끄러운 일이다. 어느 면에서 보면 노인에 대한 우리나라의 복지 정책이 가장 낙후된 것이거나 노인 학대국으로 오인될 우려가 있기 때문이다.

    지금 의학계와 언론 및 사회단체에서 밝히고 있는 노인들의 자살 이유를 보면 다음과 같이 집약되어 있다.

▷ 경제적 어려움

▷ 오래 살아가는 재미의 상실

▷ 질병의 고통

▷ 소외감의 누적

▷ 주위 사람들과의 대화 부족

▷ 고민의 축적

▷ 자손들의 무관심

▷ 사회적 냉대

이런 이유들을 사회적인 통념으로 판단해 본다면, OECD에 가입되어 있는 나라치고는 부끄럽기 그지없는 일이다. 보통 상식으로 판단할 때는 위에서 열거한 노인들의 자살 원인은 모두가 그럴 듯하게 느껴지기에 이는 마치 비문명국의 현상으로 인식되기 쉽다.

그러나 실제로 일어나는 자살에서 위에 적시된 내용은 진정한 원인이 되지 않는다. 물론 개중에는 그런 문제로 자살하는 노인도 없지 않겠지만, 대부분은 그렇지 않은 것이 사실이다. 그러니까 위에 열거한 내용들은 피상적인 생각일 뿐이다.

지금 자살자가 많은 까닭은 정확한 자살 원인과 대처 방안을 모르고 있기 때문이다. 이런 현상은 우리나라뿐만이 아니라 미국이나 일본, 유럽 등 선진국도 마찬가지이다. 그래서 이들 선진국에서도 원인을 모르는 자살 때문에 심각하게 고민하고 있는 것이다.

우리도 자살자가 증가하는 우울한 사회 분위기 속에서 국가적인 뾰족한 대처 방안 없이 일부 민간에서 자살방지협회나 자살예방운동본부 등을 결성했지만, 소리만 요란하고 간판만 크게 달려 있지 실속은 전혀 없어 보인다. 따라서 이런 단체들이 추진하고 있는 자살 방지 대책은 헛바퀴만 돌리는 결과가 될 수밖에 없다.

외신에 의하면, 지금 미국의 일부 지역에서는 투신 자살이 자주 일어나는 어느 강가에 자살자의 키보다 높은 철제 담장을 설치하고 보니 자살자가 3분의 1로 줄었다며 이것이 곧 자살 방지 대책에 큰 성과를 거두는 묘안이라고 자랑하고 있다. 그러나 실제 자살자는 그 곳을 버리고 다른 곳으로 이동하여 자살하고 있다는 사실을 전혀 고려하지 않고 있다. 참으로 어리석고 유치한 대책이다.

실제 자살을 방지하려면 자살에 관한 정확한 원인을 알아내야 한다. 정확한 원인을 알지 못한 채 자살을 방지하겠다는 발상은 발바닥으로 박수를 치는 꼴과 다를 바가 없다. 즉, 우리 주변에 나돌고 있는 자살 방지 대책은 하드웨어만 있지 소프트웨어가 없는 실정이다.

최근에 일부 의사들은 자살의 원인이 되는 우울증을 조기에 발견하면 80%는 예방과 치료가 된다고 발표하고 있으나, 실제로는 우울증의 원인도 밝혀 내지 못하고 있는 상태인데 이런 말을 곧이들을 일일까?

지금 병원마다 MRI, CT 등 최첨단 의료 장비가 설치되어 있지만, 그런 의료 장비가 우울증의 원인을 찾아내지 못하고 있는데 어떻게 정확한 진단과 치료를 한다는 것인지 알 수 없는 일이다.

실제 우울증 환자들은 강박관념에다 가슴이 답답하며 조이고, 아프고, 불안하고, 긴장과 초조감, 의욕상실, 대인공포증, 기억력 감퇴 등의 증상을 호소하며 고통이 심한데, 병원의 MRI, CT 등 진단에서는 아무 이상이 없다고 하니 환자들은 죽을 맛이라며 하소연한다.

실제 우울증에 걸리면 머릿속에서는 "죽어 봐라. 죽으면 행복이 온다" 는 환상이 떠오르며 죽음에 대한 공포가 없어진다고 한다. 그래서 자살을 겁내지 않고 투신을 하게 된다.

자살을 유발하는 우울증은 머리에 혈류 장애를 받아 산소 공급 부족으로 일어나는 질병이다. 따라서 혈액이 두뇌로 순환되는 통로인 경동맥을 치료하여 산소 공급이 촉진되도록 하면 우울증은 쉽게 고쳐지게 된다.

이렇게 하여 우울증이 없어지면 자살 심리도 완전히 사라지게 되는 것이다. 이 신기하고 간단한 원리를 모르고 세계 각국은 자살 문제로 심각한 고민 속에 빠져 있으며, 미국은 대통령이 직접 나서서 자살과의 전쟁을 선포까지 했다.

나는 이 간단한 산소 공급 촉진, 즉 마사지법으로 두뇌 기능 활성화를 위한 마사지 기구를 만들어 보

라는 은사를 받아 그대로 제작하여 시험해 보니, 즉
각 효과가 나타남을 알게 되었다. 앞으로 이 마사지
기구를 활용한다면 자살 방지에 큰 성과가 있을 것
으로 기대된다. 지혜를 주신 하나님께 감사드린다.

사도세자의 억울한 죽음, 그는 조울증 환자였다.

사도세자의 사건은 조선왕조 21대 왕인 영조가 세자로 책봉한 자기 아들 세자를 뒤주 속에 가두어 죽인 사건을 말한다.

어떤 부모치고 자기 아들을 강제로 뒤주 속에 가두어 죽인다는 것은 천인 공노할 살인 사건으로서, 이는 인륜사상 절대로 있어서는 안 될 상식이 아닐까?

하물며 역대 임금 중에서 가장 인덕이 뛰어났고 재위 51년의 장수 기록을 가진 임금이 애지중지하던 세자를 생으로 죽였다는 사실은 보통 사람의 판단으로는 도저히 이해가 가지 않을 살인 사건이었음이 명백하다.

나는 국사를 공부하면서 사도세자 사건을 심도 있게 챙겨 보고는 당시 세자가 억울한 죽음을 당한 사건으로 판단하여 그 잘못된 역사적 사실을 재조명해 보려 하는 것이다.

기록을 살펴보면, 현명하고 착했던 세자는 성인이 되어 가면서 성격이 변하여 엄격한 아버지와 사이가 좋지 않았다고 한다. 특히 20세가 되면서부터는 점차로 행동이 방종하고 횡포해지면서 왕에게 알리지도 않고 궁궐 밖으로 뛰쳐나가는 등 부왕의 뜻을 거스르는 행동을 하였다.

당시 왕족이 궁궐 밖에 임의로 나다니는 행위는 절대 금기시되어 있었는데, 궁궐의 규율을 어기고, 게다가 임금인 아버지의 말을 어기고 궁궐 밖으로 나간다는 것은 도저히 용납될 수 없는 일이었다. 그러나 당시 그 엄격한 규율을 어기고 임의로 궁 밖으로 나가 일반인들과 어울려 상식 밖의 행동을 하였으니, 그를 교육해 왔던 스승과 담당 영부사가 책임을 지고 자살하는 일까지 생겼다.

이런 불상사로 인해 당시 좌의정과 우의정도 책임

을 통감하고 자살하였으니, 세자의 방종 때문에 궁궐 내에서는 일대 소동이 벌어지게 된 것이다.

세자의 이런 방종과 횡포 때문에 세자의 생모는 이러한 사실을 남편인 왕에게 고하지 않을 수 없게 되었다. 이런 엄정한 상황 속에서는 아버지 영조로서도 어찌할 도리가 없었던지 세자를 뒤주에 가두어 죽이게 된다. 즉, 생사람을 뒤주 속에 가두고 못 나오게 하니, 그 속에서 8일 동안 먹지도 못하고 배설하지도 못하는 고통 속에서 죽게 하였던 것이다.

왕이 멀쩡한 아들을 이런 식으로 죽였으니, 후대의 사람들은 그 죽음을 애석하게 생각하고 사도세자 사건이라 하여 역사적 불행으로 기록해 놓았다.

나는 이 사건을 탐독하면서 앞으로 왕이 될 세자가 왜 이런 사람이 되었을까 하는 문제를 심층 연구하고 다음과 같은 사실을 밝혀내기에 이르렀다.

당시 사도세자가 어려서부터 철저한 교육과 수련 과정을 거쳐 훌륭한 왕세자로 성장하였음은 불문가지이다. 그러나 20세에 가까워지면서 그의 성격이 완전히 변하고, 스승을 비롯하여 궁궐 안의 모든 이들에게 횡포를 부리는 통에 완전 기피의 대상이 되어 버렸다고 한다.

그렇다면 왜 이렇게 되었을까? 한마디로 말해, 당시 왕세자는 성격이 변한 것이 아니라, 조울증이라는 처참한 질병에 걸렸던 것으로 판단된다. 당시 왕세자의 행동거지로 보아 마치 현세의 조울증 환자와 흡사한 행동을 보여 주고 있었기 때문이다.

당시에는 조울증이 어떤 질병인지 전혀 몰랐을 터이니, 아침저녁으로 변하는 왕세자의 행동에 대하여 질병이 아니라 단순한 성격의 변화로만 생각하게 되었을 것이 분명하다.

현대 의학이 밝혀 낸 조울증의 증상을 보면 참으로 변화가 무쌍하다. 겉으로 보기에 때로는 기분이 경쾌하고 말 수가 많으며 가끔 큰 소리를 지르기도 한다. 밤에는 잠을 자지 않고 서성이다가 밖으로 뛰쳐나가기도 한다. 증세가 가벼워지면 상태가 좋아지는 것 같다가도, 갑자기 심해지면 누구의 말도 듣지 않고 윗사람들에게 반항한다. 또한 작은 일에도 화를 잘 내며, 행동이 거칠어진다.

　이 증상들은 당시 왕세자의 상태와 너무나 흡사하다. 그러나 이런 증상을 질병이라고 생각하는 사람은 아무도 없었다. 성격이 변해 못된 짓만 골라 하는 왕세자로 취급하여 뒤주 속에 가두어 사망케 하였으니, 이 얼마나 억울하고 애석한 일이었을까?

　당시 최고의 의술로 인정받는 궁중 의술로도 이 간단한 질병을 찾아내지 못했으니, 궁중 의술이 얼마나 허술했었는지 알 수 있는 일이다. 또 당시 동양 최고의 의술이라고 자랑해 온 동의보감은 어디 숨어 있었기에 조울증 하나 해결 못하고 사도세자 사건이라는 천추의 역사적 한을 남기게 하였을까?

　사실상 최고도로 발달했다고 자랑하는 현대 의학도 조울증의 원인은 아직 모른다 하고 있으니, 지금으로부터 250여 년 전에 있었던 조울증을 진단해 내기란 불가능했던 일이다.

　당시 의술의 무능이 왕세자를 뒤주 속에 가두어 죽이게 한 것만은 틀림없는 사실이므로, 이는 지울 수 없는 역사의 오점으로 남아 양식 있는 분들로 하여금 개탄의 한숨을 쉬게 한 사건이라 생각해 본다.

실제 현대 의학에서도 조울증의 원인은 모른다 하고 있다. 그래서 이 시간에도 조울증으로 고통을 받고 있거나 그 질병으로 자살하는 일들이 자꾸만 일어나고 있는 것이다.

나의 심층 연구 결과, 조울증은 우울증과 함께 두뇌 혈류 장애에 의한 산소 부족이 그 원인인 것으로 밝혀졌다. 그러니까 두뇌 산소 공급 촉진법으로 치료하면 조울증은 완벽하게 고칠 수 있다는 뜻이다. 이런 간단한 방법을 무시하고 의사들이 무능한 고집을 버리지 않는다면 제2, 제3의 사도세자 사건과 비슷한 불행이 다시 생기지 말라는 법이 없을 것이다.

이런 면에서 사도세자 사건은 의학적으로도 크게 잘못된 일로 판단하고, 불행한 역사적 사실이 재조명되기를 바라면서 나의 소견의 일단을 밝혀 본다.

명절 증후군과 우울증

기나긴 추석 연휴가 끝나자 명절 증후군이라는 질병이 생겨 많은 젊은 주부들과 남성들이 고통을 받고 있다는 사실이 어느 일간지에 대서특필되어 나왔다. 명절 증후군이란 추석을 맞이하고 보내는 동안 여러 가지 심신의 피로감이 쌓여 이것이 지병으로 이어진 상태라고 신문은 설명하고 있다.

내용을 자세히 읽어 보니, 추석 때가 되면 주부들은 음식을 장만하느라 과도한 일거리와 가족들 틈바구니에서 스트레스를 받게 되어 심신이 몹시 고달프기 때문에 추석은 연휴의 즐거움이 아니라 고역의 연속일 수밖에 없다고 하였다. 또한 그 위에 갑작스런 정신적, 신체적 과로 때문에 소화불량증도 생기고 생활 리듬이 깨져 심한 피로감과 무기력증이 동반한 때도 많았다고 하였다. 또 추석이 끝나도 그 여독으로 가슴이 답답하고 우울한 생각이 떠올라 괴로워지는데, 이런 것을 명절 증후군이라 정의하고 있다.

이런 증상이 있을 때는 신속히 인근 병원을 찾아 정신과 또는 신경과 치료를 받아야 한다는 의사의 효과 없는 조언이 있기도 하였다.

그런데 이것은 주로 주부들의 경우이며, 남성들에게도 명절 후유증으로 연휴병이 다양하게 나타난다고 하였다. 즉, 남성들은 생활 리듬이 깨져 집중력이 흐려지고 스트레스를 받는 등 과도한 피로가 겹쳐 우울 증세가 생기기도 하고 심한 압박감에 불면증이 나타나기도 한다고 하였다. 이런 증상은 성인 4인 중 1명 꼴로 나타나고 있다 하니, 약 25%에 해당하는 남성들이 연휴 후유증으로 고통을 받아 시달리고 있는 셈이다.

그러나 나는 명절 증후군이라는 내용은 제멋대로 만들어 꾸며 낸 잘못된 건강론이라고 믿는다. 신문 기사를 검토해 보면 위에 나타난 질병의 증상은 우울증 증상인데, 그 우울증이 명절 때문에 생겼다는 것은 잘못된 판단이다.

추석 명절은 우리 국민 전체가 기쁨으로 맞이하는 축제라는 면에서 본다면 우울증이 생길 일이 아니다. 마음껏 먹고 마시고 놀고 즐거운 나날을 보내는 분위기에서 무슨 우울증이 생겼을까?

여성의 경우는 음식 장만, 차례 상 준비, 오랜만에 만나는 시댁 어른 모시기, 많은 친척들과의 만남 등 신경 쓰이는 일이 많았을 것이고, 이런 분위기에 어울리지 못하는 성격상의 문제 등도 있어 심신이 몹시 고달파질 경우도 없지 않을 것이다.

그러나 이런 추석 명절 분위기는 미리부터 예상됐던 일이고, 또 그런 분위기에 싸여 처신해 보겠다는 생각도 단단했다면 추석 명절이 고역이 될 수는 없다고 믿어진다. 사람이 살다 보면 그런 분위기의 도래는 누구에게나 있게 되는 것이 인간 생활이 아닐까한다. 그런 어려운 분위기에 어울려 한 가족 의식을 가지고 기쁨의 꽃을 피우면서 가족들의 중심이 되겠다고 하는 다짐은 얼마나 보람 있는 일일까. 이러한 기쁨 창조의 진실을 모르고 이것을 스트레스나 고역으로 생각하여 처신한다면, 이는 처음부터 현명한 주부로서의 자격을 상실한 태도라고 하겠다. 아무리 어려운 일이라도 긍정적으로 받아들이고 온 가족의 기쁨으로 연계시킨다면, 그보다 더 고귀하고 값진 일이 어디 있을까.

그러나 실제로 우울증 증세가 있는 사람은 추석 명절이 대단한 고역이다. 우울증이 있는 경우에는 하는 일 모두가 고역이며 짜증스럽고 의욕이 상실되기 때문에 일이 손에 잡히지를 않는다. 그래서 모든 가족들로부터 따돌림을 당하여 심한 소외감을 느끼게 된다. 이런 증상이 있는 주부들로서는 추석 명절은 일대 고역이요 지옥이다.

또 남성들에게는 기나긴 명절 휴가 때문에 생활 리듬이 깨져 집중력이 흐려지고 피로가 쌓여 우울증이 생겨 심한 압박과 불면증이 나타난다고 신문은 설명하고 있으나, 이것도 크게 잘못된 설명이다.

원래 우울증은 생체 리듬이 깨지거나 스트레스가 생기는 것이 아니고, 두뇌 혈류 장애로 인해 산소 공급 체계에 이상이 생겨 나타나는 생리적 현상이다. 이런 사실을 우리는 거꾸로 알고 있다. 즉, 생활 속에서 생체 리듬이 깨지거나 피로가 겹쳐 스트레스가 쌓이면 우울증이 생긴다고 알고 있다. 병원이나 신문, 라디오, TV에서 이런 식으로 설명하고 있으니, 건강 상식이 전혀 없는 일반인들이야 그런 엉터리 설명을 믿지 않을 수가 없다.

우리는 건강 상식을 정확하게 알고 있어야 한다. 그렇지 않으면 금년 같은 황금 연휴 추석을 질병 발생의 원천으로 인식하여 명절 증후군이라는 원망의 명절로 착각하게 된다.

빗나간 우울증의 원인과 치료

신유의 은사를 받았다는 어느 목사가 이 우울증에 관한 칼럼이 실린 모 기독 신문을 선물하고 갔다. 목사는 그 칼럼에 감동을 받아, 건강 칼럼을 쓰고 있는 나에게 참고하라며 주고 갔기 때문에 감사한 마음으로 자세히 읽어 보았다. 그 내용을 요약해 보면 다음과 같다.

1. 일상생활 가운데의 슬픔, 우울한 기분, 비판적인 생활에 지장을 주는 정신과 장애이다.
2. 우울증은 치료될 수 있는 질병이므로 적절한 시기에 치료를 하면 큰 효과를 본다.

3. 주변 사람들의 사랑과 인식을 가져야 한다.

4. 그런 사랑 외에 적절한 약물 치료가 필요하다.

5. 우울증의 증상은 우울감, 불안, 공허함, 절망감 등이 계속될 때 발생한다.

6. 자책감, 무기력감, 의욕 상실, 매사에 흥미를 느끼지 못할 때,

7. 초조, 피로감이 들 때,

8. 수면 시간이 지나치게 적거나 지나치게 많을 때,

9. 집중력, 기억력 저하가 있을 때,

10. 두통, 소화 불량, 만성 통증 등의 신체적 증상이 있을 때 우울증이 발생한다.

그런데 이 우울증의 발생률은 남성보다 여성이 1.5~2.5배 높다고 하였다. 여성의 경우 가사, 육아 문제 등으로 심리적 압박을 받는 요인이 큰 원인이라 하였고, 유전적 요인도 큰 몫으로 작용하며, 대사 작용이나 내분비 장애, 소화기 및 심혈관 질환 등도 원인이 된다고 하였다. 치료법으로는 약물 치료와 정신적 치료를 서둘러 하면 치료가 가능하다고 안내하고

있다.

이 칼럼은 다른 어느 칼럼보다 다양하고 구체적으로 씌어 있어 일반인들에게 대단히 좋은 반응을 얻었을 것이고, 이 글을 내게 전해 준 목사도 감동을 받았을 것이다. 그러나 이 글을 읽고 나름대로 평가를 해 본다면, 이 글 역시 지금까지 나와 있는 우울증에 관한 숱한 내용들과 조금도 다를 바가 없다. 따라서 여기저기 나와 있는 글들을 다양하게 꿰어 맞춘 내용을 신유 은사를 받았다는 목사가 들고 다니며 칭찬한다는 것은 신유 은사에 역행하는 일이라고 믿는다.

실제 우울증은 우울한 기분이나 생각의 집적, 불안, 초조, 긴장, 공허감, 피로감의 연속, 스트레스, 정신적 충격 등이 누적되어 발생하는 것이 아니고, 머리에 산소 공급이 부족해져 우울증이 생김으로써 위에 열거한 여러 가지 증상이 나타나게 되는 것이다. 즉, 머리에 산소 공급이 잘 안 되면 우울증이 생기고, 우울증이 생기면 이런 증상이 나타난다는 뜻이다. 그러니까 병이 먼저 오고, 여러 가지 증상은 그 병에 따라

붙는 병발증인 셈이다.

현대 의학이나 의사들은 이런 원리를 모른다. 그래서 우울증은 병원에서 고치지를 못할 뿐 아니라 그 원인조차 밝혀 내지 못하고 있는 것이다.

지금도 우리 주변에는 우울증 환자가 부지기수로 많고, 이 우울증으로 인해 자살하는 사람도 대단히 많다. 이처럼 우울증 환자와 자살자가 많은 까닭은 병원이나 한방 또는 신유 등이 모두 그 원인과 치료법을 모르면서 중구난방으로 생각나는 것들을 추상적으로 써 놓고 있기 때문이다.

우울증 증상으로 고통을 받는 환자가 병원에 찾아가면 의사는 으레 MRI, CT 촬영 등 최첨단 장비를 동원하여 진단을 하나, 그런 의료 장비로는 우울증의 원인을 찾아내지 못한다. 때문에 의사들도 환자에게 아무런 이상이 없다고 진단을 해 준다. 그런 진단을 받은 환자는 고통스러워 죽을 지경인데 아무 이상이 없다니 무슨 말이냐며 항의를 한다. 게다가 우울증의 원인을 모르는 실정이니 치료약도 없다. 그런데도 의사들은 이런 환자에게 복용하라며 약을 준다, 이런 약들을 먹으면 정신이 몽롱하고 계속 잠만 자게 된다. 항우울제라고 하지만 신경 안정제와 비슷한 약이기 때문이다.

실상이 이러한데도 의사들은 이 병을 조기에 발견하면 80%는 치료가 된다고 허황된 소리를 하는데, 사실이 그렇다면 우울증에 대해서는 걱정할 필요가 없지 않겠는가? 지금 우울증은 세계적인 두통거리이다. 세계 어느 나라도 이 병을 고칠 수 있다고 장담하는 나라는 하나도 없다. 우울증으로 자살하는 사람이 늘고 있는데도 속수무책이다.

언론에 발표된 자료에 의하면, 우울증에 의한 자살자가 연간 미국이 7만 명, 일본이 3만 명, 한국이 1만 3천 명가량 된다고 한다. 자살자가 이렇게 많은 까닭은 현대 의학에서 우울증을 해결하지 못하고 있기 때문이다.

다시 한 번 강조하거니와, 우울증의 원인은 두뇌 산소 공급 부족이므로, 두뇌에 산소 공급만 촉진시켜주면 우울증에 대한 오해나 자살은 완전히 막을 수 있다.

미국 총기 난사 사건의 교훈

 2007년 4월 16일 아침 뉴스에 미국의 버지니아 공과대학에서 총기 난사 사건으로 32명이 숨지고 28명이 부상을 입었다는 충격적인 보도가 있었음을 알고 있다. 이 사건의 범인이 한국 학생이었다는 점에서 뉴스를 접하는 우리의 충격은 더욱 클 수밖에 없었다. 당시 노무현 대통령이 한국 국민을 대표하여 즉각 미국의 부시 대통령에게 위로의 전화를 했다는 보도가 이어졌다.

 우리 모두는 어째서 한국인 학생이 저런 끔찍한 일을 저질러 전 세계에 한국인의 이미지를 크게 손상시켜 놓았을까 하는 자괴심에 분통이 터져 나왔다.

그러나 이 사건은 미국에서 일어난 일이고 미국 국적을 가진 자의 소행이기 때문에 이를 굳이 한국인에 대한 증오심으로 발전시킬 일은 아니라는 여론이 형성되고 있다는 소식에 안도의 한숨을 내쉬었다. 그러나 어쨌든 한국인의 피를 타고난 젊은이가 저지른 일이었기에 마음 한구석에는 꺼림칙한 생각이 가시지를 않았다.

이 사건이 발생한 바로 그 날, 나는 직감을 느껴 미국에 살고 있는 우울증(조울증) 환자의 소행이라고 강의장에서 공표한 바 있다. 이 사건이야말로 미국이 우울증이라는 질병을 다스리지 못하고 방치하여 생긴 후유증이라는 사실을 설명한 것이다.

그런데 이 사건이 터진 며칠 후, 범인 조승희가 우울증을 치료받은 전력이 있었다는 보도가 나와 나의 주장을 그대로 뒷받침해 주었다. 즉, 이 끔찍한 사건은 우울증에 걸려 있는 환자에 의해 저질러졌다는 사실이 확인된 셈이다.

이 사건이 주는 교훈은 명확하다. 우울증에 걸려 있는 환자가 있다면 즉시 고쳐 줘야 한다는 메시지이다. 그렇지 않으면 제2, 제3의 유사한 사건이 발생할 소지가 있음을 배제할 수 없다. 그런데 문제는 이 우울증을 미국에서는 고치지 못한다는 데 있다. 치료가 안 될 뿐만 아니라, 의료계에서는 그 원인조차 모르고 있다는 데 심각성이 있다.

의학계의 최선진국임을 자랑하는 미국은 의료 분야에서 세계적인 인정을 받고 있으나, 우울증 하나만큼은 제대로 해결할 기술이 없다. 그런 면에서만 고려한다면, 우울증 앞에서는 미국도 우리의 의학 수준과 조금도 다를 바가 없다. 따라서 이번 대형 총격 사건의 첫째 책임은 미국 의학계에 있다고 본다. 만일 미국 의학계가 조승희라는 학생의 우울증을 고쳐 줬다면 절대로 이런 끔찍한 사건은 벌어지지 않았을 것이다.

둘째로 책임 질 사람들은 사회 심리학자들이다. 사회 심리학자들이 이번 사건을 분석한 결과는 사회 불안 심리의 발동, 경제적 생활의 불평등, 부정적 심리의 자극, 생활 주변인들의 무관심, 정서 심리의 황폐 등에 원인을 두고 있다. 우울증의 원인을 의학계에서 해결하지 못하고 있으니, 심리학자들이 대신하여 그 원인을 설명하고 있으나, 이 또한 전혀 맞지 않는 엉터리 원인론이라 하겠다.

셋째로 책임을 느껴야 할 사람들은 종교 지도자들이다. 의학계도 사회심리학계에서도 빗나간 소리를 하고 있으니, 종교계에서는 사랑하는 인식이 결핍된 영적 공허감을 원인으로 들면서 기도로 이런 질병을 극복하고 치료하면 된다고 주장한다. 그러나 이 또한 전혀 합당치 않은 설명이다.

넷째로는 국가적인 책임론을 지적해 본다. 지금 우리나라에서는 우울증으로 자살하는 사람이 매년 1만 3천 명가량이나 된다고 한다. 사정이 이처럼 심각한데도 국가적인 대책은 전혀 없다. 단지 의학계나 심리학자 또는 종교계가 해결해 주기만을 바라고 있다. 이렇게 소극적이고 대책 하나 마련하지 못하는 정부라면 무슨 소용이 있을까. 나는 우울증 대처 방법을 보건 당국에 몇 차례 건의하기도 했으나, 반응은 언제나 마이동풍 이었다.

내가 여기서 특히 강조해 두고자 하는 바는, 우울

증은 우울증으로 그치는 질병이 아니라는 사실이다. 우울증의 증세가 더욱 심해지면 조울증으로 발전한다. 조울증이 심해지면 부모, 처자식, 친구도 모두 원수나 적으로 보이게 되고, 그런 조울증 환자에게 조금이라도 신경을 건드리면 대뜸 포악 심리가 발동한다. 이번 미국 버지니아 총기 난사 사건의 범인 조승희는 이런 조울증 환자였다고 판단된다.

그런데 이런 조울증 환자에게 의사들이 신경·정신 요법을 처방하거나, 심리학자들이 심리 요법을 쓰거나, 종교계에서 사랑의 실천 요법이나 기도 생활을 권유하는 일 등은 모두 헛바퀴 돌리는 처방에 불과하다.

근본적이고 실질적인 치료법은, 우울증을 조기에 발견하고, 발견되는 즉시 두뇌 혈류를 원활하게 하여 산소 공급을 촉진시키는 마사지법이다. 이런 마사지법을 적용한다면 2~3주 내에 완전히 치료할 수 있다. 이런 간단한 마사지요법을 외면하고 정신과 치료나 심리 요법 등을 구사하려 든다면 제2, 제3의 조승희 사건이 또 발생할 공산이 크다.

우울증은 마음의 감기?

　우울증으로 자살한 유명 연예인 이은주, 유니, 정다빈 등의 문제가 잇따르자 주요 언론사들이 바짝 긴장하면서 그 원인과 치료법에 관하여 비상한 관심을 가지고 보도의 폭을 넓혔었다.

　이런 상황에서 일본의 저명한 정신신경과 두 교수가 쓴 <우울증은 치료된다>와 <우울증은 마음의 감기>라는 두 책이 출간되어 나오자, 신문사들은 무슨 큰 보물이나 얻은 양 이 책들을 자세히 인용하면서 우울증의 원인과 치료법에 관한 특집 기사를 연속 보도하였다. 신문사들은 이 책을 보고 우울증은 쉽게 고칠 수 있는 병이라면서 우울증을 가벼운 마음의

병 정도로 알고 신나게 기사화하였다.

그러나 한마디로 말해 이 내용들은 모두 빗나간 해설이다. 일본 의과대학의 정신신경과 교수들이 쓴 책이니까 신문사에서는 고도의 신뢰를 가지고 우리 국민의 건강관리를 위하여 집중 보도하였겠지만, 책의 내용을 기사화하고 있는 언론사의 담당 기자들도 자신들의 무지를 그대로 드러내고 있는 꼴이다.

이 책을 집필한 일본 의과대학의 교수 두 분은 다 같이 우울증은 정신 질환이라면서 정신적 치료를 받으면 완치가 된다고 주장하고 있는 것으로 보아 우울증 전문 교수인 두 분도 무식하기는 우리나라 의사들과 다를 바가 없다.

내가 앞에서 여러 차례 언급했지만, 우울증은 정신과 질환이 아니라 내과적인 질환이다. 즉, 내과적 질환에 대하여 정신과 치료를 하고 있으니 치료가 될 까닭이 없다. 때문에 일본에서도 우울증으로 자살하는 사람들이 매년 3만 명을 넘고 있으며, 일본 국왕의 맏며느리가 몇 년째 우울증으로 심한 고통을 받고 있는 것이다.

또 두 교수들의 설명에 의하면, 우울증은 일종의 '마음의 감기' 라면서 사람이라면 누구나 걸리는 감기처럼 초기에 치료하면 완치가 된다고 주장하고 있는데, 이는 속된 표현으로 천만의 말씀이다. 우울증을 감기 정도의 가벼운 질병으로 알고 치료한다는 발상 자체를 이해할 수가 없다.

우울증에 걸려 있는 사람은 누구나 초기에는 자신이 우울증에 걸려 있다는 사실을 전혀 알지 못한다. 이 때 몸이 이상하다고 느끼면 일종의 과로에 의한 피곤, 스트레스에 의한 여독 쯤으로 인식하는 것이 대부분이다. 따라서 '마음의 감기' 운운하는 표현은 우울증을 초기에 발견하지 못하고 있는 의사들의 변명이나 구실에 불과하다고 하겠다. 환자들이 이런 증상으로 병원에 가면 으레 MRI라는 최첨단 사진 촬영을 하자고 하는데, 그 최신 의료 장비로도 우울증을 전혀 발견하지 못하기 때문에 의사들도 아무 이상이 없다고 진단하게 된다. 이런 실정인데도 우울증을 초기에 발견하고 치료하라니 얼마나 잘못된 속임수인지 알 수 있는 것이다.

게다가 더욱 가관이게도, 현재 우울증이 증가하고 있는 원인이 사회 구조의 변화, 도시화, 핵가족화, 개인 중심의 생활, 업무중심주의, 박약한 의지, 관료 사회의 구속과 억압, 당뇨와 고혈압 등이라고 하면서도 이런 내용들은 구체적으로 증명하기 어려워 아직까지 추측 단계를 넘지 못한다는 사실을 고백하고 있다. 그러면서도 이는 심리적인 원인, 집착하는 성격, 정신적인 과로 등 다양한 원인들이 복합적으로 일어나는 것으로 볼 수 있다는 설명이다.

아무튼 이 우울증을 정신적 질환으로 보고 있는 의사들의 설명이라면, 이는 여름철 소나기 후에 시끄럽게 울어 대는 맹꽁이 소리와 다를 바가 없다.

사실상 우울증 환자의 90% 이상은 죽을 수 있다면 죽고 싶다는 생각을 하고 있다. 그리하여 자살을 할 때에도 자신의 죄가 많아 여러 사람들에게 피해를 주고 있기 때문에 죽음으로 사죄하기 위해 자살하는 것이라고 설명하고 있다.

한편, 일본의 두 의사가 쓴 책에 기록되어 있는 우울증의 증상을 보면 다음과 같다.

▷ 잠이 오지 않는다.

▷ 식욕이 없다.

▷ 몸이 나른하다.

▷ 쉽게 피곤해진다.

▷ 성적 관심이 없다.

▷ 휴식을 취해도 피로가 풀리지 않는다.

▷ 속이 거북하다.

▷ 타인과의 대화가 싫다.

▷ 긴장과 불안으로 외출이 싫어진다.

▷ 어깨가 뻐근하다.

▷ 심장이 두근거린다.

▷ 가슴이 아프다.

▷ 생각하는 것은 오직 죽음뿐이다.

그런데 이러한 증상들은 우울증 환자들에게 나타나는 전형적인 증상이다. 이런 증상의 원인을 알아보겠다고 정신과에 찾아가니 당연히 치료법도 없다. 그런데도 조기에 발견하면 80%는 치료가 된다 하니 이런 설명을 믿을 수가 있을까?

사실상 우울증은 두뇌 산소 공급 부족이 원인이므로 산소 공급촉진용 마사지 요법이면 우울증은 2~3주 안에 간단히 치료될 수 있다. 이런 획기적인 방법을 의학계에서 믿고 받아들인다면 세계인의 우울증은 완전히 추방할 수 있는 것이다.

일본 쓰나미 피해 유족들의 우울증

2011년 3월 11일 일본을 강타한 지진이 몰고 온 쓰나미는 상상을 초월하는 엄청난 피해를 주고 지나 갔다. 이 쓰나미는 원자력 발전소에도 엄청난 피해를 남겨 그 주변 일대는 앞으로 몇 십년간 사람이 살 수 없는 피해 지역으로 남을 것 같다는 보도가 있었 다.

일본 열도의 지진은 그 한 번으로 그치는 것이 아 니고 도쿄 대지진, 고베 대지진 등 역사적으로 큰 지 진이 많았는데, 앞으로도 이들 지진에 못지않은 큰 지진이 닥쳐 올 수 있다는 예측 때문에 일본 국민들 은 일상 큰 불안 속에서 살고 있다.

그런데 그 지진 자체의 직접적인 피해도 이루 다 표현할 수 없이 크거니와, 피해 지역 주민들에게 남겨진 후유증 또한 이만저만 큰 것이 아니다.

당시 동일본의 후쿠시마 현을 중심으로 밀어닥친 쓰나미의 피해 가운데 두고두고 지워지지 않을 피해는 뭐니 뭐니 해도 막대한 인명 피해였다. 바다에서 뭉쳐 온 10미터 높이의 산더미 같은 파도는 걷잡을 수 없는 속도로 주택지를 향해 돌진하여 주택, 학교, 관공서, 회사, 공장, 승용차, 버스, 선박 등 가릴 것 없이 무참하게 삼켜 바다로 몰아갔으니, 함께 휩쓸려 간 사람들의 수는 이루 헤아릴 수가 없을 지경이었다. 당시 일본 정부의 발표에 따라 사망자가 2만 명 이상은 될 것이라는 추측 보도가 있었다.

그 와중에서 간신히 살아남은 유족들은 황폐화된 주거지를 떠돌며 집도 잠자리도 먹을거리도 생필품도 몽땅 휩쓸려 간 현실에 망연자실했을 것이다. 어제까지 곁에 있었던 가족, 친척, 친구 할 것 없이 모두 바다로 진흙 속으로 사라졌으니, 남은 거라곤 절망뿐이었으리라 짐작이 간다. 물론 일본 정부와 사회 각계각층의 시급한 구호와 도움으로 하루하루 연명은 된다 할지라도 매일 매일의 삶은 지옥 그 자체였을 것이다.

이처럼 최악의 환경에서 살아가는 유족들은 슬픔과 고통을 이겨 내지 못하는 우울한 나날 속에서 대부분 우울증에 시달리고 있다는 것이 현지를 돌아본 일본인들의 설명이다.

다행스럽게도 피해 복구 사업을 신속히 추진해 나가겠노라는 일본 정부의 발표가 있었는데다, 일본 정부의 실력으로 보아 피해 복구가 어렵지 않게 추진되리라는 것은 의심의 여지가 없다. 그러나 남은 유족들의 우울증 문제에 관하여 어떻게 치유 복구할 것인가에 대해서는 한마디 말도 없어 답답하기만 하다.

현재 일본에서는 우울증으로 인한 자살자 수가 하루 100명 수준이라고 한다. 일본 정부가 그 자살 방지를 위해 자살방지법을 만드는 등 온갖 방법을 동원하고 있으나, 전혀 그 효과를 거두지 못하여 심각한 딜레마에 빠져 있다. 최근에는 우울증을 일본의 3

대 질병 가운데 하나로 지목하여 그 방지 대책에 총력을 기울이고 있으나, 아직 뾰족한 방법을 찾지 못하고 있다.

사정이 이러하므로 쓰나미 피해 지역 주민들의 우울증 문제를 해결해야 하지 않겠느냐는 기대와 요구는 그림의 떡에 불과하다고 하겠다.

얼마 전에 나는 일본 황실에 편지를 보내 황태자비의 우울증을 고쳐 주겠노라고 제안한 바 있으나, 그 편지는 아쉽게도 뜯어보지도 않은 상태로 되돌아 왔다. 민간에서 보내온 일반 서신은 뜯어보지 않고 되돌려 보낸다는 궁내성의 규정과 규칙 때문에 그대로 반송한다는 부전이 달려 있었다. 바로 그 규정이 일본 황태자비의 우울증을 고치지 못하게 하고 15년 간을 극심한 고통 속에서 살게 하였다고 생각하니 참으로 애석한 생각이 든다.

일본 궁내성에는 일본에서 최고 수준의 의료진이 배치되어 황실 가족들의 건강관리를 전담하고 있는데도, 다음 세대의 황후가 될 황태자비의 우울증을 고치지 못하고 심각한 불편과 고통을 받게 하고 있으니 일본의 의술도 별것 아니지 않나 하는 생각마저 든다.

2013년 9월 경남 산청군에서 우리의 '전통 한방 박람회'가 열렸을 때 일본의 의사와 약사 23명이 박람회에 참석하였는데, 이 때 그들이 나에게 건강 강의를 요청해 왔기에 만사를 제쳐 놓고 내려가 그들이 요청하는 당뇨병, 고혈압, 치매, 우울증에 관한 강의를 하였다. 그들은 특히 치매와 우울증에 깊은 관심을 가지고 강의를 경청하였다. 치매와 우울증은 현대 의학이 정설화하고 있는 정신과나 신경과 소관이 아니고 두뇌 산소 공급 부족에 의한 내과적 질병이라는 사실을 힘주어 설명하였더니 '천지가 진동할 충격'을 받았다며 모두가 놀라워했다.

사실상 치매와 우울증은 어느 나라나 공통적으로 정신과 소관으로 알고 정신과 치료를 하고 있는데, 그처럼 정신과 치료를 하고 있기 때문에 치매와 우울증을 고치지 못하고 있는 것이다.

정신과 치료로 해결이 안 되니까, 의사들은 조기 발견을 하지 못하여 치료가 어렵다고 변명들을 한다. 이런 엉터리 변명을 하고 있으니 그 쉬운 우울증과 치매 하나 고치지 못하고 있는 것이다.

나는 이 딱한 사정을 직시하고 일본에 가서 우울증의 원인과 치료법을 가르쳐 주고 싶은 생각이 간절했으나, 현재 일본 정치인들이 과거사를 왜곡하고 반한 활동을 하고 있기에 나는 그 뜻을 완전히 접고 말았다.

이런 면에서 현재 일본의 정치인들은 일본 국민의 행복을 위하여 존재하고 있는 것이 아니라 그들의 철부지 정치 식견과 정치욕에 도취되어 헛소리만 늘어놓고 있다는 생각마저 든다. 심지어는 쓰나미 피해 지역에 있는 일본인들의 우울증, 나아가 일본 전체의 우울증에 의한 자살을 막지 못하는 불행을 조장하고 있지 않나 하는 생각까지도 해 본다.

일본 의·약사들에 대한 건강 강의

　앞에서도 설명했지만, 2013년 9월 초에 경남 산청에서 열린 우리의 '전통 한방 박람회'에 참석했던 일본의 의사와 약사 23명이 나의 건강 강의를 듣고 싶다는 요청이 있어 그들이 체제하고 있는 진주로 내려가 강의를 하고 돌아왔다. 의료 수준과 문화 수준이 우리보다 높다고 자부하고 있는 일본의 전문가들이 한국인의 강의를 듣겠다고 자청하는 것은 극히 이례적인 일이다.

　2012년에 내가 일본에 가서 강의를 하였을 때 나의 강의를 들어 본 의사 한 분이 나의 강의를 한 번 더 듣고 싶은데다 동료 의사와 약사들에게도 들려주고 싶은 생각이 있다 하여 미리 나에게 요청을 해서 성사가 된 것이다.

나의 강의 과제는 일본에서 국가적 재앙으로 지정하고 있는 우울증과 치매 그리고 당뇨병과 고혈압이었다. 물론 기타 여러 가지 불치병도 있었으나, 시간 관계로 이를 다하지 못하고 위에 적은 질병들에 한정한 것이다.

먼저, 우울증과 치매를 고친다니까 천지가 무너지는 충격과 같은 일이어서 처음에는 전혀 믿어 주지 않는 표정들이었다. 우울증과 치매는 세계 어느 나라도 고치지 못하고 있는데, 의학의 전문가도 아닌 사람이 고친다니까 무슨 무당이나 요술쟁이 같은 발상으로 비쳐진 것 같았다.

그러나 우울증이나 치매는 세계 공통적으로 정신과나 신경과 질병으로 알고 대처하고 있는 실상에서, 이러한 기준을 완전히 뒤엎고 순전히 내과적 질병이라는 사실을 힘주어 말하니 모두 다 어리둥절한 기색이었다.

그 자리에는 정신과 전문의도 있었는데, 내 강의를

들은 그는 안색이 변할 정도로 충격을 받은 것 같았다.

일본에서는 우울증을 일본의 3대 질병 가운데 하나로 지정하여 모든 의료 역량을 동원해서 국가적 차원의 대책을 논의하고 있다. 그러나 지금껏 아무런 해결책을 얻지 못하고, 우울증에 의한 자살자가 하루 평균 100명이라는 심각한 문제를 야기시키고 있는 실정이다. 사정이 이러한데, 우울증은 이제 병도 아니고 반드시 고칠 수 있는 질병이라며 치료법을 소개한다고 하니 초미의 관심사가 되지 않을 수 없었다.

이 강의에서 우울증은 정신과 질병이 아니고 두뇌 산소 공급 부족에 의한 내과적 질병이라 하였더니, 참석자 모두는 놀라는 표정으로 나를 응시하는 것이었다.

일본 천황의 자부인 마사코 여사가 우울증으로 10여 년이나 고생하고 있다는 사실은 잘 알려진 일이나, 일본 의학계가 우울증을 정신과 질병으로 알고 치료를 하고 있기 때문에 치료가 불가능한 상태라는 사실도 나는 일깨워 주었다.

나는 그 자리에서, 우울증과 더불어 치매 역시 일
반적으로 알려져 있는 바와 같이 정신과 소관이 아
니고 내과적 질병이라는 사실을 알려 주었다.

내 강의를 듣고 있던 어느 일본 의사는 이 치료 기
술을 일본에 전수해 줄 수 있느냐고 제안하였다. 그
래서 나는 일본에서 정식으로 요청을 해 오면 즉각
전수해 주겠노라고 흔쾌하게 대답하였다.

우울증과 치매 강의에 이어 당뇨병과 고혈압의 원
인과 치료법도 강의하였다.

일본에도 우리나라와 같이 당뇨병 환자가 부지기
수로 많다. 일본의 유명 잡지인 <문예춘추>에 당뇨
병 전문의가 기고한 글을 읽어 보니 일본에 당뇨병
환자가 1,600만 명이나 된다고 하였다. 인구 면에서
우리보다 3배가 많지만, 당뇨병 환자도 약 3배가 되
는 셈이다. 일본에서는 당뇨병을 불치병으로 여겨 현
대 의학으로도 전혀 해결 못하고 있는 처지에서, 당
뇨병은 결코 불치병이 아니라는 사실을 역설하면서
그 원인과 치료법을 자세히 설명해 주었다.

일본 전문의가 기고한 글에서도 우리와 마찬가지

로 당뇨병의 원인을 15~20가지 열거하고 있는데, 나는 어떤 질병이든 원인은 단 한 가지라는 기상천외한 설명을 하였다. 그러자 강의를 듣는 사람들은 이역시 천지가 뒤바뀌는 충격이라며 놀라는 표정들이었다.

또 고혈압도 마찬가지로 완전히 치료할 수 있는 질병이라는 사실을 설명하는 가운데, 고혈압은 일반적으로 소금의 주성분인 나트륨을 과다 섭취하여 생기는 질병이라고 알려져 있으나, 이것도 크게 잘못된 이론임을 설명하였다.

원래 일본의 음식은 우리 음식보다 훨씬 싱겁다. 그런데도 일본은 고혈압 환자가 우리보다 월등히 많다. 그 이유를 일본의 의사와 약사는 모르고 있었다. 그저 의과대학에서 배워 온 그대로를 머리에 입력하여 평생 써먹고 있는 것이다.

이러저러한 이색적인 이론을 전개하며 설명을 하고 나니, 참석자들은 평생에 처음 들어 보는 건강론이라며 찬탄을 아끼지 않았다.

원래 건강론이라면 우리는 일본의 것을 상위에 놓

고 배워 온 터이나, 나의 이 날 강의로 그런 고정적 관념은 완전히 씻어지게 되었다. 결과적으로 우리의 건강론이 일본의 이론을 완전히 압도하여 일본을 지도하는 입장이 되었으니, 참으로 자랑스러운 생각이 든다. 앞으로 우리의 건강론을 더욱 발전시켜 세계를 지도해 나가 우리의 위상을 드높이는 지혜를 창출해 나갔으면 한다.

일본의 빗나간 자살 방지 대책

　앞에서도 설명했듯이, 일본에서는 우울증으로 인한 자살자 수가 하루 평균 100명에 이른다는 통계가 나온 적이 있다. 자살률에서는 우리나라보다 뒤떨어져 있다고는 하나, 자살자 수는 연간 3만5천 명 수준으로 연간 1만3천 명인 우리나라의 2배를 훨씬 넘고 있다. 자살률 면에서는 세계 최고라는 우리보다 낮지만, 인구가 우리의 3배 수준이니까 자살자 수는 우리보다 많은 것으로 나와 있다.

　때문에 일본에서도 이 자살 문제를 해결하기 위하여 여러 가지 방안과 대책을 내놓고 있으나 그 실효를 전혀 거두지 못하고 있다. 일본 정부는 자살 문제를 해결하기 위하여 2006년에 자살방지법을 만들어 시행하고 있으나, 그 법이 제정된 이후에도 자살자는 줄지 않고 오히려 매년 증가 일로에 있으니 일본 정부로서는 난감한 처지에 봉착해 있다.

2012년에 일본 정부는 우울증을 3대 질병의 하나로 정하여 국책 차원에서 대처해 나가기로 하였다는 발표가 있었으나, 무슨 새롭고 뾰족한 묘안이 있을 것인지 의문이 앞선다. 왜 그런가? 대답은 간단하다.

자살의 원인인 우울증의 발생 원인을 전혀 모르고 있기 때문이다. 일본 의학계에서는 우리와 똑같이 우울증의 진정한 원인을 모르고 있다. 그러면서도 우울증에 관한 설명이 장황하게 나와 있는데, 그들이 밝혀 놓은 설명들을 요약해 보면 모두가 그럴 듯한 말들이다.

▷ 희망이 없는 절망감의 되풀이
▷ 일에 대한 피로와 싫증
▷ 직장에서의 부담감 중첩
▷ 가족 간의 대화 부족

▷ 동료들로부터의 소외감

▷ 경제적 불안감

▷ 스트레스의 집적

▷ 주변 환경과의 부조화

▷ 암담한 생각의 집적

▷ 분노의 억제

▷ 계절 변화에 의한 감응

▷ 부부 갈등의 심화

▷ 생명 존중 심리의 결여

▷ 신앙 심리의 결여

▷ 정신적·신경적 자극

우울증 전문의들의 설명은 대부분 이런 수준으로, 모두가 정신과나 또는 신경과적 질병으로 알고 있다. 그래서 우울증에 걸리면 모두가 정신과나 신경과 병원을 찾아가 치료를 받는다. 그러나 정신과나 신경과에는 우울증에 관한 특효약이 없기에 우울증을 고쳤다는 사례는 거의 없다. 그래서 환자들은 우울증으로 고생하다가 견디다 못해 끝내 자살을 하고 마는 것이다.

실제로 우울증 환자가 병원에 찾아가면 으레 MRI 나 CT 촬영을 시킨다. 이런 최고급 의료 장비인데도 우울증의 증상은 전혀 잡아 내지 못한다. 그래서 의사들은 신체상에 아무런 이상이 없다는 진단을 내린다. 환자는 고통스러워 죽을 지경인데 의사는 아무 이상이 없다고 하니, 의사와 환자 사이에 심한 말싸움이 벌어지기도 한다. 이러한 모습이 우울증을 다루는 현대 의학의 현주소인 것이다. 그래서 우리나라와 일본을 비롯하여 전 세계 의학계는 우울증을 전혀 해결하지 못하고, 자살을 방지하지 못하는 것이다.

그러니까 의학계의 전문의 및 심리학자와 사회학자들이 밝히는 우울증에 의한 자살 방지 대책은 모두가 한결같이 빗나가 있거나 엉터리 일색이다.

우리나라의 우울증에 의한 자살률이 세계 최고라는 발표는 해마다 이어지는 연례행사이다. 그래서 2010년 9월에 국회에서는 '자살예방과 생명존중문화 조성법'을 제정하여 정부로 이송하였다. 그런데 이 법을 받아 시행하고 있는 현재까지 자살자는 줄지 않고 오히려 늘고 있다는 언론의 보도이다. 법을 받아 시행하고 있는 보건복지부가 명칭 그대로 복지 부동의 상태에 있기 때문에 이런 결과가 나온다고 본다. 이 소중한 법률이 곧 쓰레기통에 들어가야 할 운명에 놓이지는 않을지 걱정이 앞선다.

나는 이 법의 실효를 거두기 위하여 몇 차례 청와 대와 보건복지부에 건의를 하였으나, 그 때마다 마이 동풍이었다. 만일 나의 건의대로 법을 실효성 있게 잘 운영하였다면 우리나라는 자살자 없는 세계적인 모범 국가가 될 터인데 그러지 못하니 안타깝기만 하다.

우울증의 진정한 원인은 의사들이 흔히 말하는 정 신과나 신경과 소관이 아니다. 경동맥 소체의 기능 저하로 두뇌 혈류 장애라는 간단한 원인에 의해 발 생하는 산소 부족증, 즉 내과적 질병인 것이다. 이 원 리는 내가 50대 초반에 걸렸던 우울증을 병원에서 못 고치고 내가 스스로 고치면서 밝혀 낸 원인론이 다.

우리나라뿐 아니라 세계적인 의학계가 우울증을

모두 정신과 소관이라고 확신하고 있는 현실에서, 이를 내과적 질병이라고 주장하니 믿어 주는 사람이 없다. 믿고 안 믿고는 독자들의 자유지만, 진리는 끝내 살아 움직인다는 사실을 알아야 한다.

나는 이 원리를 이용하여 목사, 대학 교수, 학생 등 유명 무명 인사들의 우울증을 수십 명 고쳐 준 사실이 있다. 그런 경험이 있기 때문에 이제 "우울증은 병도 아니다" 하는 목소리를 자신 있게 드높이고 있는 것이다.

일본은 세계 정상의 문화국이다. 그런 일본이 엉터리 원인론을 개발하고 그 엉터리에 매달려 자살자 천국을 만들어 가는 현실이 안타깝기만 하다. 우리나라도 일본과 함께 이 신비한 원리를 도입하여 적용한다면 우울증에 의한 자살자가 없는 모범 국가가 될 것임은 명약관화한 일이다.

하루에 100명씩 자살하는 일본의 사회적 불안을 덜기 위해서라도, 만일 일본이 희망한다면 한일 친교와 우호 협력이라는 차원에서 나의 비책을 공여하고 싶다.

일본 왕세자비의 우울증

2011년이 저물어 가는 연말, 48세 생일을 맞은 일본의 왕세자비(마사코)가 거의 10년간 심한 우울증으로 고통 받고 있다는 사실을 일본의 여성지와 주간지 등에서 경쟁적으로 보도하였고, 이 소식을 조선일보가 크게 인용 보도하였다.

왕세자비인 마사코 여사는 미국 하버드 대학을 졸업한 엘리트로서, 5개 국어를 구사하는 직업적 외교관이었고, 1993년에 왕세자와 결혼할 당시만 해도 만인이 부러워할 위치에 있었다. 결혼하여 외동딸을 낳고는 최상의 행복을 누리고 있었다고 한다.

그런 왕세자비가 2000년 초에 왕실 병원에서 의사

들로부터 '적응장애'를 앓고 있다는 진단을 받고 우울한 생활을 하게 되었다는데, 그 '적응장애'는 심한 스트레스를 받아 우울증과 불안 증세가 나타나는 질병이라고 일본 의학계가 발표하고 있다.

결혼 전에 자유롭게 살던 그녀가 결혼 후에는 엄격한 규율로 가득한 궁내에서 왕실 생활을 해야 하는데다 왕위 계승자를 낳지 못하고 있다는 압박감에 시달려 온 것이 이 질병의 원인이라고 전문가들은 진단하였다.

이런 증세 때문에 왕세자비는 공무 수행을 제대로 하기 어렵다며, 그 해 11월 시아버지인 일왕이 기관지염 등으로 일주일간 입원했을 때도 병문안을 하지 않았다고 한다. 이런 사실로 미루어 병세가 더욱 악화된 것이 아닌가 하는 추측이 각 언론에서 경쟁적으로 기사화되어 나왔다. 우울증이 없다면 더 훌륭한 역할을 하고 있을 터인데, 그러지 못하니 안타까운 일이다. 일반 시민 사회에서는 왕세자비 본인을 위해서라도 자유로운 생활로 복귀시켜야 한다는 서명 운동까지 벌이고 있다는 언론의 전언이다.

그런데 이보다 훨씬 오래 전에 왕세자비 마사코가 우울증에 시달리면서 시어머니인 왕후 그리고 남편인 왕세자와 사이가 좋지 않다는 불화설이 언론에 의해 제기되었다.

나는 이 때 마사코의 우울증을 고쳐 줄 생각에 일본 궁내성으로 편지를 냈다. 10여 일 후에 그 편지는 개봉도 하지 않은 채 내게로 되돌아왔다. 일본 궁내성에서는 민간에서 보내오는 서신은 모두 개봉하지 않고 그대로 되돌려줘야 한다는 규정 때문에 반송할 수밖에 없었노라고 첨언을 했다.

만일 그 때 궁내성에서 내 편지를 개봉해 보았더라면 지금쯤 그 왕세자비는 우울증 없는 건강한 상태에서 왕족의 일원으로 훌륭한 역할을 하고 있을 터인데 그러지 못하니 안타까운 일이다.

알려진 바에 의하면, 지금 일본의 궁내성에는 동경대 출신 엘리트 의사가 3명이나 진을 치고 있다고 한다. 그러함에도 왕세자비의 우울증을 고치지 못하고 내버려 두고 있으니, 왕세자비로서는 의사가 있으나마나 한 상태라고 할 수밖에 없을 것이다.

우울증은 일본뿐 아니라 우리나라도 미국도 또한 세계 최상의 의술을 가지고 있다는 독일도 고치지 못하는 질병이다. 그래서 우울증에 의한 자살자가 하루에 몇 천 명에 이르고 있는 실정이다. 오늘날 의학이 최고도로 발달되어 있다고 줄기차게 자랑하면서도 우울증 같은 간단한 질병 하나를 고치지 못하고 있으니, 한심한 일이 아닐 수 없다.

지금 일본에서는 우울증에 의한 자살자 수가 매일 100명 수준을 넘고 있어 초비상이 걸려 있다. 그래서 우울증을 일본의 3대 질병의 하나로 정하여 국책으로 다루고 있다 하니 일본의 우울증이 얼마나 심각한 실정인지 알 수 있는 일이다.

또한 일본은 우울증에 의한 자살을 방지하기 위해 2006년에 자살방지법을 제정하여 시행하고 있으나, 그 법이 제정된 후에도 자살자 수는 하나도 줄지 않고 오히려 늘어만 가고 있다 하니, 법이 있으나 마나한 제도가 되어 있는 것이다.

우리나라도 자살자가 날이 갈수록 증가하여 현재 OECD 국가 중 자살률 최고라는 오명을 쓰고 있다.

그 불명예의 틀에서 벗어나기 위하여 국회에서 자살 예방법을 제정해 2012년 3월부터 시행토록 하고 있으나, 실제로 그 법의 효용성이 얼마나 도출될지는 알 수 없는 일이다. 지금의 정황으로 볼 때 우리나라도 일본의 경우와 다름없이 법이 있으나 마나 한 상태가 되지나 않을까 걱정이 앞선다. 일본이나 우리나라나 똑같이 우울증의 원인을 스트레스의 집적에 의한 정신과 또는 신경과 소관으로 알고 자살 방지 대책을 추진해 나아가고 있기 때문이다.

다시 강조하지만, 우울증은 정신과나 신경과 소관이 아니다. 엄격히 따지면 내과적 질병이다. 이런 내과적 질병을 정신과나 신경과 소관으로 알고 치료하거나 대처해 나아가고 있으니, 우울증을 전혀 고치지 못하고 있는 것이다.

우울증 환자들은 병을 고치기 위하여 모두 정신과 병원에 찾아가는데, 정신과 의사들은 치료제로 신경안정제나 진통제, 수면제를 복용시킨다. 환자들은 이 약을 복용하면 머리가 몽롱해지고 잠만 자게 된다고 하소연한다. 의사들은 스트레스를 없애고 잠만 재우면 치료가 되는 줄 아는 모양이다. 이런 식으로 치료를 하면 호전 반응은커녕 오히려 우울증이 점점 악화되어 견디다 못해 결국 자살의 길을 택하게 되는 것이다. 그리고 이러한 현상은 일본이나 우리나라 그리고 미국, 중국, 기타 선진국 모두 똑같은 실정이다.

사정이 이렇다 보니, 우울증에 의한 자살자 수는 줄지 않고 늘어만 가고, 세계 어느 나라도 자살을 막지 못하는 악순환의 길목에서 허둥대고 있는 것이다.

실제로 우울증은 스트레스의 집적이나 우울 심리의 축적이 아닌 두뇌 산소 공급 부족에서 오는 질병, 즉 내과적 질병인 것이다. 나는 두뇌 산소 공급 촉진 마사지 법을 연구 개발하여 20일 안팎의 짧은 기간에 우울증에서 완전히 해방되는 길을 열어 놓고 있다.

일본의 왕세자비도 이런 식으로 치료를 하면 금방 해결될 터인데, 폐쇄적이고 고루한 궁내성의 규정에 묶여 있는데다 배타적인 의술에만 의존하고 있으니, 우울증이라는 불치의 고통에서 벗어나지 못하고 있는 것이다. 참으로 애석한 일이 아닐 수 없다.

일본 열도를 휩쓰는 엉터리 건강론

사람의 종아리는 두 번째 심장이므로 오래 살려면 제2의 심장인 '종아리를 주물러라' 하는 건강 서적이 출간되어 일본 사회에 일대 회오리바람이 일고 있다는 도쿄 발 기사가 크게 보도되어 나왔다.

8개월 만에 90만 부가 팔려 나갔다 하니 이쯤 되면 기적의 건강 서적이라 평가 받을 것이고, 그 저자가 돈방석에 앉게 될 것임은 확실하다고 하겠다.

그러나 15년 전에 <뇌내혁명>이라는 이색적인 책이 출간되어 전 일본 국민을 들뜨게 하였을 때 나는 엉터리의 극치라고 비판하였었다. 그러자 계란으로 바위 치기라는 독자들의 비판이 쏟아져 들어왔다. 그런데 이번에도 그 때와 똑같은 수준의 엉터리 건강 서적이 일본의 건강 무대를 또다시 강타하고 있는 것이다. 실제로 <뇌내혁명>은 나의 예언대로 10여 년 만에 완전히 몰락하여 자취도 없어졌는데, 이번에 등장한 <종아리 마사지법> 역시 <뇌내혁명>과 똑같은 운명이 될 것임은 설명의 여지가 없다.

일본이 세계적인 장수국이라고 자랑하면서 종아리를 주물러 심장을 튼튼히 하여 건강을 확보하자는 이론이 이 책의 내용인데, 세계적인 장수 나라에서 종아리 질병에 의한 심장병 환자가 그리 많은 모양이니 앞뒤가 모순된 장수국이라는 인상이 짙다.

그 책을 요약한 내용을 보면, 사람의 하체에 70% 이상 모인 혈액이 종아리에 쌓여 심장으로 돌아가지 못하면 신진 대사에 문제가 생겨 질병이 찾아오는 것이니, 매일 5분씩 종아리 마사지를 하면 혈액 순환이 호조되면서 심장이 튼튼해져 몸이 건강해진다고 하였다.

한편, 사람의 몸은 무릎 아래 근육이 펌프처럼 움직이며 혈액을 심장으로 돌려보내는 구조로 되어 있는데 그 힘이 종아리에서 나온다는 설명이다.

또한 현대인은 수면의 깊이가 얕고 몸이 차가울 때가 많은데, 이 때 종아리를 정성껏 주물러 풀어 주면 긴장이 풀리면서 불면증이 개선되고 자율신경과 호르몬 분비도 균형을 이룬다고 하였다. 그리고 몸이 차다는 것은 곧 혈류가 원활치 않다는 뜻인데, 이 때는 자연히 면역력과 신진대사에 문제가 생겨 고혈압, 당뇨 같은 질병에 걸릴 위험이 있으며, 근육통이나 신경통이 자주 찾아오고 노화도 빨라진다고 하였다.

그리하여 종아리 마사지는 혈액 순환을 도와 몸을 따뜻하게 데워 주는 요법이라면서, 피를 심장으로 돌려보내듯이 아킬레스건에서 무릎 뒤쪽까지 종아리를 쓸어 주는데, 종아리를 누를 때는 숨을 내뱉고 힘을 뺄 때는 숨을 들이마시며 복식호흡을 하라는 충고를 하였다. 만일 종아리가 딱딱하거나 차갑다면 건강을 의심해 보라고도 하였다.

지금 일본에서 신경통, 관절염 등 만병통치용으로 개발했다는 통나무 건강법의 총판을 맡아 많은 회원을 확보한 나의 친구가 최근 허리 병으로 3개월 동안 병원에 입원했다가 겨우 퇴원하여 내게 찾아와 그 동안의 사연을 설명한 사례가 있었지만, 지금 우리는 아무것이나 일본에서 개발했다면 무조건 그 쪽으로 건강을 의지하려는 경우가 허다한데, 지금 일본의 건강 무대를 휩쓸고 있는 <종아리 마사지법>도 그런 사례와 하등 다를 바 없을 것임은 불문가지이다.

종아리가 제2의 심장이라는 그 주장은 새빨간 거짓말이다. 종아리에 몇 가닥의 큰 근육이 있어 인체를 지탱해 주는 중요한 역할을 하고 있음은 다 아는 일이지만, 이 근육 뭉치가 혈액을 집결시켜 여기서 혈액을 심장으로 돌려보내는 펌프 역할을 한다는 주장은 엉터리 중의 엉터리 이론이다.

실제로 종아리의 근육은 심장에서 내려 보내는 혈액을 받아 발끝까지 통과(동맥)시켰다가 다시 올라오는 통로(정맥) 역할을 할 뿐이다.

일상생활을 하다가 잘못하여 종아리의 근육이 약간 삐걱하거나 산소 결핍이 되면 부분적으로 통증이 생기는 수가 있다. 이 때 통증이 생긴 부분을 마사지

해 주면 바로 시원한 느낌을 받는데, 이런 현상을 보고 종아리가 심장의 역할을 한다고 보는 것은 인체 생리를 전혀 알지 못하는 설명이다.

게다가 한 발 더 나아가, 종아리 마사지법으로 당뇨병과 고혈압의 예방과 치료까지 가능하다는 설명이니, 이쯤 되면 전 일본 국민의 건강 무식을 세계 정상에 올려놓을 결과가 될 일이다.

<뇌내혁명>이 일본 국민의 건강 상식을 헤쳐 놓은 결과가 되었듯이, 이번에 발표된 <종아리 마사지법>도 무지한 회오리바람이 되어 일본 열도를 강타하고 있음이 분명하다.

오늘날 일본은 세계 제일의 장수국이라고 자랑하지만, 불치병이 하늘의 별만큼이나 많은 터에 그러한 건강 상태로 장수한다는 것이 무슨 의의가 있겠는가 하는 것이 나의 지론이다.

약삭빠른 건강론자들은 현대 의학이 해결하지 못하는 불치병의 틈을 타서 자기의 이익만을 챙기려는 엉터리 건강론을 고안하여, 오히려 불치병 환자들에게 고통을 안겨 주고 있는 것이다.

현재 일본에서 대단한 위세로 판매되고 있다는 <종아리 마사지법>에 우리나라 일부 출판사도 현혹되어 이를 번역 출판하겠다는 소식인데, 우리 국민들은 그 엉터리 건강론에 속지 말고 우리의 건강론을 지키는 한편, 이 기술을 그들에게 전수하여 일본인들의 무지를 제압해 나갔으면 하는 바람이다.

이스라엘 군병들의 자살

　이스라엘 군병 중에 자살자가 많다면 무슨 헛소리냐며 핀잔 받을 일이다. 세계 노벨 과학상의 절반을 차지하고 있다는 이스라엘이 자살 하나 방지 못하고 세계 상위권의 군병 자살자를 내게 하고 있으니 이상한 일이 아닌가?

　일전에 조선일보의 현지 특파원이 보내 온 기사 내용을 보니, 이스라엘 군병의 자살자 수가 우리보다 많다는 현실인데, 이는 전혀 믿어지지 않는 일이다.

　이스라엘 군은 작전 또는 훈련이 끝나면 사병이 장군에게 담뱃불을 빌려 달라고 할 정도의 민주 군대 분위기라는데 자살자가 왜 그리 많은가? 그 원인에 대하여는 아는 사람이 아무도 없다는 것이 문제의 실상이다.

이스라엘은 주변 인구의 10배가 넘는 아랍인들과 생사를 가르는 심각한 적대 관계 속에 살아가고 있기에 초긴장의 국가 안보 상태라서 국민 개병, 즉 남녀 모두가 징병 제도이다. 따라서 젊은 시절에는 남녀 모두가 군에 입대하게 되어 있다. 그 중에서 좋은 부대 출신들은 제대 후 훌륭한 직장에 갈 수 있다 하여 누구나 경쟁적으로 그 훌륭한 부대에 입대하기를 원하고 있으나, 그런 훌륭한 부대에서도 자살자가 끊이지 않고 있는 실정이다.

자살자는 대개 입대 후 6개월 정도에서 많이 나타나는데, 이것은 입대 후 부대 생활에 적응하지 못하여 스트레스를 많이 받아 일어나는 현상이라고 이스라엘 당국은 분석하고 있다. 이런 의문의 자살 현상 문제를 잘 검토하여 자살률을 낮추겠다고는 하나, 신통한 방법이 없다는 것이 이스라엘 당국의 고민이다.

이스라엘은 이와 같이 자살자가 많아도 우리 군과 같은 부대 해산이라는 극단적인 처방을 하지 않는 것이 우리와 다른 점이다.

이스라엘뿐만 아니라, 해외에 파견된 미군도 군인들의 자살자가 3년에 45명이나 된다 하여 심각한 문제로 다루고 있으나, 군 내부 생활의 억압 등을 문제시 않고 그저 원인을 모르는 실태라고 인지하며 우리처럼 지휘 체계의 부실이라는 지적을 하지 않고 조용히 대처하고 있다.

미국도 자살이 심각한 병리적 현상이라는 사실은 알고 있고 국책으로 자살 방지 대책을 서두르고 있으나, 지금껏 뾰족한 대책이 없는 것이 그들의 고민이다.

미국은 해외에 파견된 군인뿐 아니라 본토에서도 매일 200여 명의 자살자가 생겨 연간 7만여 명의 원인 모르는 자살자가 발생하고 있어 이것이 사회의 큰 문제점으로 대두되고 있다. 그래서 오바마 대통령은 자살을 방지하기 위하여 매년 1억2천만 달러의 자살 방지 연구비를 지출하겠다고 발표한 일이 있으나, 그런 연구비가 지출되고 있어도 자살률은 꿈쩍않고 있는 것이다.

자살 문제는 우리 한국과 이스라엘 그리고 미국만
이 아니라 일본·중국을 비롯한 유럽 등 전세계에서
똑같이 심각한 문제가 되고 있으나, 이런 나라들도
자살에 관한 한 효과적인 대책이 없는 실정이다.

　이런 세계적인 사회 문제의 와중에서 나는 자살
방지 문제는 '식은 죽 먹는 수준의 쉬운 방법'이라
는 이론을 정립하여 발표하니, 이것은 '천지가 진동
할 충격적 발상'이라는 평과 함께 이것이 사실이라
면 '국보적 이론이요, 노벨상감'이라는 주변의 평이
있기도 하다.

　이스라엘 당국이 발표한 군병 자살 방지 대책을
보면, 입대 초기의 병영 생활에 익숙치 못하여 스트
레스가 쌓이는 것이 주요 원인이라고 설명하고 있다.

　지금 스트레스가 만병의 원인이라고 의학계는 정
설화시키고 있다. 의학계가 이런 소리를 하고 있으니
종교계, 학계, 사회과학계 할 것 없이 모두 덩달아 한
목소리를 내고 있다. 일반인들도 다같이 스트레스를
만병의 원인으로 알고 건강 장수하려면 스트레스를
받지 않는 습관을 붙여야 한다는 건강론을 내세워

널리 인식시키고 있다.

우리들이 세상을 살아가자면 스트레스를 받지 않을 수가 없다. 그 중에서 스트레스를 가장 많이 받고 있는 사람들이 있다면 고3짜리 입시 준비생이라 할 수 있는데, 스트레스가 만병의 원인이라면 그 고3짜리 학생들은 몽땅 만병에 걸려 있어야 하지 않을까?

우리가 몰라도 너무 모르고 있다. 모르면서 아는 척하며 강변하고 있는 태도가 자살 문제를 해결 못하는 원인이 되고 있는 것이다.

지금 이스라엘 군병들이 입대 초기에 겪는 스트레스가 자살의 원인이라고 하는데, 이런 면에서 본다면 '스트레스 무식론'은 우리나 저들이나 매한가지라고 하겠다.

사실상 자살을 막지 못하는 근본적인 원인은 자살을 정신적인 문제로 다루고 있기 때문이다. 분명히 말하지만, 자살은 절대로 정신과 소관이 아니라 두뇌 산소 공급 부족에 의한 내과적인 문제이다. 내과적 문제를 정신과에서 다루고 있으니 자살(우울증에 의한)을 전혀 막지 못하고 있는 것이다.

UN에서는 매년 9월 10일을 '자살 예방의 날'로 정하여 세계가 함께 대처토록 하고 있으나, 그 행사는 형식적인 행사로 그치고 있어 실질적으로는 완전히 무가치한 행사가 되고 있는 것이다.

군병의 자살 문제로 고통받고 있는 이스라엘이 안쓰러워 세계 자살 방지의 날을 맞이하여 한마디 남겨본다.

잘못된 질병의 원인론
(우리는 모두 속고 있다)

질병	의사들의 주장	진위여부	비 고
치매	정신과 질병이다.	아니다	내과적 질병이다
우울증	정신과 질병이다.	아니다	내과적 질병이다
질병과 운동	· 모든질병은 운동을 하면 예방과 치료가 가능하다.	아니다	
고혈압	· 짜고 매운 것을 먹으면 고혈압의 원인이 된다.	아니다	구연산 요법
	· 고혈압은 스트레스와 운동 부족이 원인이다.	아니다	
	· 90%는 본태성 고혈압으로 불치병이다.	아니다	
당뇨병	· 스트레스와 운동 부족이 당뇨병의 원인이 된다.	아니다	홍삼 엑기스 요법
	· 당분을 과다 섭취하면 당뇨병이 된다.	아니다	
	· 당뇨병은 대개 유전성이다.	아니다	
두통	· 신경성이 대부분이고 혈압이 높거나 스트레스를 받으면 두통이 온다.	아니다	머리에 산소 공급 부족
우울증	· 스트레스, 운동 부족, 신경 쇠약, 사랑의 결핍이 주요 원인이다.	아니다	머리에 산소 공급 부족

어지럼증	· 귀의 와우관 이상으로 생기는 경우가 많다. · 빈혈, 고혈압, 저혈압의 경우에 발생한다.	아니다 아니다	머리에 산소 공급 부족
뇌졸중	· 스트레스, 운동 부족, 과로, 술·담배가 원인이다.	아니다	동물성 식품 과다 섭취
손·발 저림증	· 중풍의 전조 증상이다	아니다	
무릎병	· 체중 과다가 주요 원인이다.	아니다	연골 탈출
허리병(디스크)	· 주로 골다공증인 경우가 많다.	아니다	허리병 퇴출기
관절염(무릎)	· 뼈가 닳아서 그렇고 퇴행성인 경우가 많다.	아니다	연골 탈출
치질	· 직립성 보행자이기 때문에 생긴다. · 자전거를 타거나 의자에 오래 앉아 있으면 생긴다.	아니다	변비와 직결
비염	· 먼지, 꽃가루, 진드기가 원인이다.	아니다	비공크리나 요법
기관지 천식	· 술, 담배가 원인이다.	아니다	
아토피성 피부염	· 잦은 목욕과 비누, 때수건 사용이 병의 원인이 된다.	아니다	구연산 요법
여성의 기미	· 피부의 노화가 문제된다.	아니다	홍삼 엑기스
중년 여성의 여러 가지 질병	· 갱년기 장애가 원인이다.	아니다	

의사들의 단명	· 과로, 스트레스, 피로가 원인이다.	아니다	사치성 식품 과다 섭취
심근경색	· 운동 부족과, 술 · 담배가 원인이다.	아니다	동물성 식품 과다 섭취
만성피로와 무기력증	· 양방 쪽의 원인론 - 면역 기능의 감퇴 - 뇌하수체의 이상 - 중추신경계의 이상 · 한방 쪽의 원인론 - 장부 기능의 약화 - 과도한 부부 관계 - 비위 허약, 폐신 양허	아니다 아니다	머리에 산소 공급 부족
성인병	· 운동과 스트레스 예방이 성인병 유발을 방지한다. · 술, 담배가 원인이다.	아니다 아니다	
전립선 비대증	· 심리적 불안, 신경과민, 허약체질, 신음의 자연 쇠퇴 정력 부족 등이 원인이다.	아니다	구연산 요법

제3부

거짓말처럼 사라진
당뇨병

- 당뇨병 환자들의 치료 수기

당뇨병은 생명을 빼앗아가는 무서운 국민병!

획기적인 치료사례……

당뇨병, 거짓말처럼 사라지다
- 류 달 영

　나는 종가의 외아들로 어렵게 태어났다. 어머니가 30세에 초산(初産)으로 나를 낳았는데, 워낙 난산(難産)이어서 어렵게 태어났다는 표현을 쓴 것이다.

　나는 태에서 나온 후에 단 한 모금의 모유를 빨지 못하고, 동네 부인들의 동냥젖으로 겨우 자라났다. 우유도 없던 시절이라 나의 몸은 형편없는 약질일 수 밖에 없었다. 때문에 나는 어려서부터 건강에 남다른 주의와 노력을 기울렸다. 그 결과 83세가 되는 오늘까지 급성맹장염 수술로 병원 신세를 진 일 외에는 입원 치료한 일이 없어 잡지사·신문사·방송국 등 매스컴에서 나의 건강이 화제가 됐다.

그런데 갑자기 체중이 급속히 줄며 바지가 흘러내
린 정도가 되고, 조갈증(燥渴症)도 생기더니, 전에 없
던 피로를 느꼈다. 체중을 달아 보았더니 두 달 동안
에 무려 6kg이나 줄었다. 건강에 자신을 가지고 살아
온 나였지만 걱정이 되어 병원에서 종합 진단을 받
은 결과 당뇨병으로 판명됐다.

당뇨병으로 고생한다는 소문이 퍼지자 나를 아끼
는 여러 친구들이 특효약이라며 사방에서 약을 구해
다가 먹으라고 독촉했다 그러나 내용도 모르는 약을
이것저것 먹다가는 반드시 그 부작용으로 딴 병을
얻게 될 것이라는 생각에 아침마다 5km씩 걷는 것
외에는 약을 일체 먹지 않았다.

그러던 차에 서울농대 제자인 이부경 군이 홍삼정
을 매일 25g 이상 계속해서 복용할 것을 권고했다.
그래서 제자의 권고대로 매일 홍삼정을 25g 이상 복
용하고, 동물성 지방의 식사를 의식적으로 피했다.
50여년을 계속 먹어오던 우유도 콩으로 만든 두유밀
로 바꿨다. 운동과 식사와 홍삼정 복용 등 세가지를
매일 성실하게 실천했다. 홍삼정을 하루 다섯 번 먹

는 일은 쉽지 않았다. 아침부터 밤까지 공무로 뛰어 다니다 보면 약 먹는 일을 잊어버리기 일쑤였다. 그 래서 식탁에도, 책상에도, 침대에도, 사무실에도, 승용 차 안에도 놓아 두고 눈에 뜨이는 대로 5g씩 복용했 다. 복용한 지 두 달 후에 혈당 수치를 검사했더니 270mg/dℓ로 내려갔다. 이에 나는 자신을 가지고 계 속 운동과 식사와 홍삼정 복용을 했다. 최근에는 110mg/dℓ 내외로 혈당량이 떨어졌다. 의사도 이만하 면 정상이라며 완치 진단을 내렸다.

매일 사우나에서 만나는 친구들 중에는 당뇨병 환 자가 예상 외로 많다. 그들에게 운동·식사·홍삼정 복용을 실천하라고 권고한 결과, 경과가 좋은 분들이 늘어나고 있다.

나의 생각으로는 병원에서 주는 약들은 직접 혈당 에만 관련된 것으로 믿는다. 그러나 홍삼은 신체 전 체의 건강에 관련되어 치료제로서는 더 없는 장점을 가지고 있다.

고치기 어려운 문명병(文明病)인 당뇨병도 이제는 홍삼정에 의해서 완치의 문이 렬릴 것 같다. 우리의 인삼이 좋다는 사실을 알고는 있었지만, 이렇게 신비한 효능이 있는 줄은 미처 몰랐다.

당뇨병으로 고통 받고 있는 수많은 사람들의 건강 회복을 위하여 투병 수기로 한마디 남긴다.

나의 구세주 '이 박사님!'

- 최 정 길

나는 당뇨병 중환자였다. 혈당치가 680mg/dℓ 까지 올라가고 있었으므로 어느 누구도 이 세상에 살아남을 사람이라 생각하는 이가 없었다. 나의 당뇨병 치료를 담당했던 의사도 한 달밖에 더 살지 못한다는 진단을 내렸었다.

그 동안 나는 어떻게 해서든지 살기 위해 갖은 애를 다 썼다. 깊은 산 속의 절간에 들어가 맑은 공기와 물, 그리고 산채를 먹으며 가벼운 운동 등으로 치료를 한다면 회생할 수 있다는 주의 사람들의 권고도 있고 해서 당뇨병을 앓고 있는 친구와 함께 산에 들어갔다.

그러나 친구는 그 절간에서 살아남지 못하고 세상을 떠났다. 슬픔과 겁에 질린 나는 살아야겠다는 더욱 굳은 신념을 가졌지만, 산에서도 호전의 기미가 없어 병원에 입원치료를 받게 되었다. 맥과 기력이 떨어져서 도무지 걸어갈 힘도 없었고 시력은 떨어져 사람의 형체만 보일 뿐 누가 누구인지 분간조차 할 수 없는 처지가 되었다.

　그러던 어느 날 내가 기거하고 있는 마포의 고려 아카데미텔에 간단한 소지품을 챙기러 들렀다가 엘리베이터 버튼을 눌러 달라고 했더니 "젊은 당신이 누르지 늙은이보고 해 달래?" 하고 걱정하시기에 "당뇨병으로 눈이 안 보여 그렇습니다." 했더니 버튼을 눌러 주시며 "당뇨병도 병이라고 달고 다니쇼? 내 방이 1512호이니 바로 찾아오시오." 하기에 곧바로 이 박사님을 찾아갔다.

　약 한시간 가량 당뇨병의 원인과 치료 방법, 현대 의학에서 당뇨병을 못 고치는 이유와 재발 가능성 여부등에 관해 자세히 말씀을 듣고, 그 날부터 홍삼 엑기스를 이 박사님의 처방대로 복용했다.

홍삼 엑기스를 복용한 지 3일째에 컨디션이 좋아지는 느낌이더니, 1주일이 지나면서 대단히 호전되는 것을 느꼈다. 10일이 지난 후 지난 후에 혈당치를 체크하니 250mg/dℓ 로 뚝 떨어졌다. 정말 기적같은 일이 생겨난 것이다.

그 당시 당뇨병과 함께 왼쪽 눈이 감겨져서 도무지 떠지지가 않았었다. 눈 때문에 연세병원에 입원도 했고, 서울대병원에도, 또 기타 안과라고 간판이 붙어 있는 병원이나 의원을 다 찾아 치료를 청했어도 현대 의학으로는 해결할 수 없는 답변 뿐이었다. 한 종합병원에서는 수술로 뇌에 생긴 쌀알만한 혹을 떼어 내면 눈을 뜰 수 있다고 했다.

그러나 나는 뇌수술만은 한사코 반대하며 버텨 오다가 이 날 박사님을 만나 당뇨병 치료 방법과 함께 눈의 치료를 받았다.

몇 년간을 고심해 오던 눈병이었고 또 불치라는 병원 의사들의 진단 결과도 있었으나 이 날 이 박사님의 단 한 번의 시술로 감긴 눈이 완전히 떠졌다. 이 얼마나 신기한 일인가. 나는 하도 신기해서 무의

식 중에 엎드려 큰절을 하기도 했다. 정말로 이 박사님의 자연요법에 의한 치료 기술은 신비함, 바로 그것이었다.

당뇨병은 홍삼 엑기스 복용 후 2개월 만에 완전히 치료가 되어 혈당치는 90mg/dℓ 에서 110mg/dℓ 사이를 오르내릴 뿐 다른 이상은 없었다.

신라병원 이사장이기 때문에 내 밑에는 의사가 약 60여명 이나 된다. 그래도 나의 당뇨병은 고치지를 못했고, 더군다나 감겨진 눈의 치료는 더욱 말할 것도 없었는데, 이 무슨 꿈같은 일인지 몰랐다. 그 후 나는 내 방에 산더미같이 쌓여 있는 당뇨병 치료약들과 눈병의 치료약을 모조리 쓰레기통에 버렸다.

이제 나의 중병은 완전히 사라져 완전히 건강한 사람으로 새로운 인생을 살아가게 되었다. 그 동안 나의 질병 때문에 내 곁을 영영 떠나 버린 아내의 자리를 다시 이어 줄 새로운 내조자를 맞이하여야겠다는 생각도 있어 그 날을 기대하면서 나의 구세주 이 박사님께 지극한 감사를 드린다.

죽을 날만 기다리다 회생

- 김 봉 식

저는 1968년 세브란스 병원에서 종합 진찰을 한 결과 심한 당뇨임을 알았습니다.

그 동안 병원에 입원도 했고 통원은 치료도 받았으나, 병세는 악화 일로였습니다. 입이 마르고, 가슴은 터질 것 같고, 머릿속은 텅 빈 것 같고, 귀에서는 쇠 깎는 소리와 폭포수 쏟아지는 소리가 나서 시끄러워 견딜 수가 없었습니다. 텔레비전도 못 보고 듣지도 못하여 항상 눈을 감고 살다시피 살아왔습니다. 잠도 하루에 2시간 정도밖에 자지 못하는 심한 불면증에 걸렸으나, 병원에서 주는 약을 먹어도 별 효과가 없었습니다.

두통을 호소했지만 제가 다니던 병원에서는 못 고친다며 두 손을 들었습니다. 그 후 신경과에 가서 치료를 받으면서 약을 조제해 주어 열심히 먹었지만 좀처럼 차도가 없었습니다.

신경과에 입원도 하고, 눈이 보이지를 않아 안과 치료도 받고, 외과와 내과에 입원도 하는 등 몇 개월씩 입원을 했어도 상태가 점점 나빠져서 중환자실에 입원하게 되었습니다.

저는 의식불명으로 어떻게 되었는지도 몰랐는데, 나중에 들어 보니 우리 주인 양반이 중환자실에 다녀와서 저의 식구들을 다 불러 놓고 제가 죽는다고 울었다고 합니다.

또, 그 전에는 말을 하려면 배가 땅기고 코로 헛바람이 나와 말을 할 수 없었습니다. 그리고 힘이 들어 말하기도 싫고, 귀찮고, 걸음도 걷기가 어렵고 떨리고 밥맛도 없었고요.

병원에서 하라는 대로 식이요법을 하다 보니까 영양 실조가 되어 어지럽고 기운이 없고 떨려서 감당을 못했습니다. 처음에는 체중이 65kg이었는데, 병원에 입원했다가 퇴원해 보니 52kg으로 13kg이나 줄었습니다.

전에는 먹기 싫은 것을 억지로 먹으려니까 양도 작아졋씁니다. 죽을 조금씩 4~5차례에 걸쳐 먹는데도 배가 고팠습니다. 저는 잘 몰랐는데 피부에 주름이 많이 생겨 쭈글쭈글했었다고 합니다. 방에 누을 때나 일어날 때는 옆에서 부축을 해 줘야 일어나고 눕고 했으니까, 그저 죽는 날만을 기다리며 사는 형편이었습니다.

이런 20여 년간의 투병 생활이란 죽음과의 싸움이었습니다. 별의 별 좋다는 것은 다 해 보고 한약도 먹어 보았지만 몸이 안 받아서 그런지 가려워서 피가 나도록 긁고, 눈이 시리고, 쑤시고, 아프고 해서 한약을 중단했습니다. 한방 병원도 세 군데나 다녔지만, 효과가 없어 다 끊었습니다.

그런데 홍삼 엑기스가 좋다는 기사가 신문에 나고 방송이 되었다고 해서 지난 6월 13일 탈 수도 없는 차에 억지로 타고 대전의 이부경 박사를 찾아 이러한 경위를 말씀드렸습니다. 홍삼 엑기스 한 달 치를

사가지고 와서 지금까지 복용하고 있습니다. 오늘이 7월 13일이니까 꼭 한 달 된 셈이지요.

홍삼 엑기스를 복용한 지 약 20일이 되면서 저 혼자 일어서기도 하고, 방에서 마루까지 나오기도 하고, 눕기도 했습니다. 전에는 곁에서 부축을 해 줘야 눕고 일어섰으며, 또 어지러워서 눈을 감고 한참 있다가 눈을 떠야 했지만, 홍삼을 복용한 이후에는 산길을 가르쳐 주는 이의 부축을 받아 이틀을 산에 다녀왔고, 그 후 혼자서 우산대를 짚고 이틀을 다녀왔습니다.

5일동안을 혼자서 지팡이 없이 다녀왔으며, 최근일은 혼자서 작은 물통을 들고 세 번이나 물을 받아 왔습니다. 그리고 오늘은 7~8개월 만에 처음으로 고속버스를 타고 이렇게 대전에 왔습니다.

전에는 차를 못 탔지요. 자가용으로 조금씩만 움직여도 멀미가 나고 멀미약을 먹어도 눈을 뜨지 못하여 병원에 가려면 주인 양반이 붙들고 다녀야 했습니다. 지난 일요일에는 야외에 나가 먹고 놀고 시간이 남아 임진각에 가서 저녁 식사까지 하고 집에 오니까 밤 10시가 되더군요. 몸은 깨끗이 씻고 다음날 아침5시 반까지 잤습니다.

전에는 불면증으로 병원에서 주는 약을 먹어도 2시간밖에 못 잤습니다. 그런데 지금은 귀에서 폭포수 소리가 안 들립니다. 그래서 요즘은 텔레비전을 보다가도 잠들곤 하지요.

지난번 임진각을 다녀올 때는 차에서 기분이 좋아 노래를 하니까 우리 딸이 "아이고, 우리 엄마 말도 잘 못했는데 노래를 다하네" 라며 사위와 같이 좋아했습니다.

복용 후 20일부터 산에 다녀서 그런지 다리에 근육이 생기고 딴딴해져서 우리 주인보고 만져 보라고 하며 혹시 주은 것은 아니냐고 묻기도 하였씁니다. 또 병원에 가서 의사 선생님에게 제가 담배인삼공사에서 만들어져 나오는 홍삼엑기스를 먹었는데 다리가 부은 건지 진찰을 해달라고 하였습니다. 주치의인 내과 과장님께서 보시고는 부은 게 아니고 근육이 생긴 것이라 했습니다.

그래서 저 혼자 시장에도 다니고 산에도 다닙니다.

저의 집이 3층인에 계단을 하루에 4~5차례 오르내리며 쉬었다가 또 옥상에도 올라가 바람을 쐬곤 합니다. 어지럽고 떨리는 게 가라앉으니까 이젠 내 세상 같아요. 그리고 식욕이 당겨서 밥도 잘 먹고, 온갖 좋다는 것은 다 해 먹을 수 있습니다.

또 우리 주인양반이 혈당 검사를 하는 기계를 구입하여 혈당 검사도 해 주고 있는데, 처음에는 혈당치가 482mg/dℓ 까지 나왔습니다.

을지병원 김응진 박사님한테 다녔는데, 그 분의 조정으로 밤에는 인슐린 5단위를 맞고 아침에는 40단위를 맞으라고 해서 맞아 보니까 어지러워서 어떻게 할 수가 없어 저녁에는 안 맞았습니다.

홍삼 엑기스를 복용한 후 최근에 혈당치를 재 보니까, 식사 후 182, 195, 143mg/dℓ 로 떨어졌는데, 식사 전에는 더 적게 나오며 음식 섭취량에 따라 조금씩 차이가 나더군요. 요즘은 케일과 당근 등의 즙을 내어 먹고 있는데, 그러면서 지사장님을 찾아뵈었습니다. 녹즙과 홍삼 엑기스를 함께 먹은 후 배변 상태도 많이 좋아져서 1~2일이면 변을 봅니다. 식욕도 당겨서 자주 먹고 싶은데 억제합니다. 지금은 1일 3회 정상인과 똑같이 먹습니다.

홍삼 엑기스를 한 달 동안 먹고 나니 피부에 주름 살이 없어지고 아주 고와졌습니다. 저의 주인양반도 당뇨가 있어 홍삼 엑기스를 1주일 먹었더니 소변의 고약한 냄새가 없어지고 피로가 덜하며 컨디션도 아 주 좋아짐을 느낄 수 있고, 계속 1개월 복용하면서 다오닐을 끊었는데 아침에 피로를 느끼지 않게 되었 습니다.

이제 저는 집안 청소도 하고 뭐든지 하고 싶은 의 욕에 즐겁기만 합니다.

당뇨를 앓고 있는 사람 몇몇에게 연락을 했더니, 뭣이든 다 좋다고 하지 나쁘다는 게 있느냐며 반응 을 보이지 않았습니다. 하지만 내가 홍삼을 먹고 이 렇게 좋아져서 산에 다닌다니까 깜짝 놀라며 반신반 의 했습니다. 체중이 13kg이나 줄어 뼈하고 가죽만 남았었습니다. 죽지 않은 것만도 다행으로 생각하고 죽어도 먹고 싶은거나 실컷 먹고 죽겠다고 했었습니 다. 그러니까 그 전에는 못 먹어서 기력이 떨어져 일어서지 못했었던 것도 같습니다.

저의 주인양반도 전에는 피곤해서 아침에 일어날 때 꼼짝도 하기 싫어 하던분이 이제는 좋아져서 큰 에어컨도 들어 옮겨도 놓을 정도입니다.

처음 6월 13일 박사님한테 올 때는 아들이 부축을 해서 왔는데, 한 달 만에 이렇게 건강하게 부축도 받지 않고 박사님을 뵙게 되니 얼마나 기쁜지 모릅니다.

홍삼 엑기스는 내 생명의 파수꾼이 되었습니다. 내 생병을 건져 주신 이 박사님께 진실로 감사를 드립니다.

홍삼 엑기스의 효험에 감탄하다

- 김 영 필

저는 60세까지 YMCA 총무로 봉직하여 오면서 건강하게 지냈습니다.

그러던 어느 한 해 너무 더워 당분이 많이 들어 있는 청량 음료를 많이 마신 것이 원인이었나 봅니다. 목이 마르고 피로해지기 시작하더니, 결국 당뇨병으로 고생을 하게 되었습니다.

사실상 당뇨병은 병이라기보다는 인슐린 결핍 때문에 나타나는 신체 쇠약 현상입니다. 그후 8년 동안 식이요법과 적당한 운동으로 조절하여 왔고, 또한 헤아릴 수 없을 정도로 여러 가지 약을 써 왔습니다.

그래서인지 당뇨병세가 악화되지는 않고 오늘날까

지 살아오던 중 최근 홍삼 엑기스를 아침마다 식사 전 우유에 타서 한 컵씩 마시고 난 다음부터는 기분이 상쾌해지고 피로도 오지 않아 놀라울 정도로 효과를 보게 되었습니다.

최근에 외국여행을 자주 하게 되는데 전에는 여행 때마다 피곤하였으나 지금은 피로도 느끼지 않게 되었습니다. 흔히들 말하기를 홍삼도 인삼의 일종으로 보약에 불과하다고 알고 있으나, 본인의 경험으로는 물론 보약도 되지만 특히 신장의 기능을 증진시키는 명약이라고 단언하고 싶습니다. 어쨌든 홍삼 엑기스의 위력에 감탄할 뿐입니다.

죽었던 성욕까지 되살아나

- 김 덕 규

　저는 57세 된 공무원입니다. 8년 전 공무원 신체검사 때 당뇨가 발견되어 그 후 통원 치료를 받기 시작하였습니다.

　혈당치가 식사 후 280mg/dℓ로 전후이고, 공복시는 160~170mg/dℓ을 오르내리는 상태에서 해를 거듭할수록 몸의 건강이 점점 나빠졌습니다. 75kg가량 체중이 62kg으로 줄고, 매사에 권태감과 피로감이 닥쳐 의욕상실로 공무를 지탱하기 힘들었습니다.

　인슐린 주사 치료를 받았으나 호전되지 않고 점점 나른해지는 가운데, 식사요법까지 하여 먹고 싶은 음식도 먹지 못하게 되니까 영양실조 증상이 생겨 사는 재미가 없어졌습니다.

또한 상사와 동료의 눈치가 보여 꾀를 부릴 수도 없는 괴로운 나날에 비참한 생각까지 들었습니다. 이쯤 되고 보니 정력까지 떨어졌는데, 성욕은 몇 백 리 떨어져 나간 것 같고 아내가 옆에 와서 살을 대는 것조차 귀찮을 정도였습니다. 처음에는 갱년기 장애려니 생각하고 아내의 양해를 구하면서도 때로는 딴집 살림을 차리고 있지는 않나 하는 의심을 받아 가며 살자니까 억울하기도 하고 서럽기도 하였습니다.

당뇨는 당뇨로 그치는 줄만 알았는데, 그 왕성하던 성욕이 완전히 없어지고 시력도 점점 나빠졌습니다.

그러자니 자연히 공무에 소홀해지고, 항상 건강 문제에 신경이 쓰여 일이 손에 잡히지 않아 자칫 무능하고 안일무사한 공무원으로 낙인이 찍힐까 봐 걱정이 늘어가기만 했습니다.

그러던 중 1989년 12월 이었습니다. 대전 '교차로' 광고지에서 '당뇨에는 홍삼 엑기스가 특효' 라는 내용을 보게 되었습니다.

'당뇨에 듣는 약이 있다니…' 하며 반신반의하는

생각이 들었지만, 충남지사 특판부에 전화로 문의를 하니까 틀림없이 당뇨가 치료될 수 있다는 얘기를 들었습니다. 곧바로 동양백화점에 가서 홍삼 엑기스 2통(6병)을 사가지고 15일 동안 먹고 나니, 눈이 맑아진 것 같고 소변도 대단히 맑아져서 홍삼 엑기스가 내 몸에 맞는구나 하고 다시 3통을 사서 복용하였습니다.

그러던 어느 날 새벽에, 갑자기 멀리 떠나 버린 성욕이 되살아나 발기가 되었습니다. 하도 오랜만의 일이라 깜짝 놀라 바로 아내의 손을 빌어 더듬어 보게 했더니, "여보! 이게 왠일이예요?" 하며 아내도 깜짝 놀라 몇 년 만에 즐거운 시간을 맛보게 되었습니다.

그 후 피로도 많이 가시고, 혈당치는 식후 146mg/dℓ 정도의 정상치로 돌아왔습니다.

이 얼마나 신기하고 놀라운 사실입니까? 홍삼 엑기스는 나의 구세주요 생명의 원천입니다. 나의 건강은 말할 것도 없고, 가정의 행복을 되찾아 아내와의 신혼 생활을 다시 찾게 해 준데 대해 감사할 뿐 아니라, 의욕을 되살려 맡은 바 공무에 충실히 할 수 있게 도와 주신 이부경 박사님께 거듭 감사를 드립니다.

홍삼 엑기스, 일석이조의 효과

- 한 상 호

　'건강은 재산보다 낫다'는 속담이 있듯이 사람은 누구나 평생 동안 건강한 생활을 원하지만 때로는 뜻하지 않게 되는 것이 우리들 인간의 생활인 것 같습니다.

　나의 경우도 뜻하지 않게 아내가 현대의 성인병이라 일컫는 당뇨병 진단을 받게 되었습니다.

　지난 1년 동안은 병원 신세를 지며 의사의 처방약도 복용하고 한방과 민간요법의 구전비방 등 갖가지 처방으로 치료를 거듭하였습니다. 하지만 큰 진전 없이 임시 방편뿐 이었습니다. 환자는 무력감에 빠져 얼굴은 보기에도 민망할 정도로 변하여 주부의 본분을 망각한 정도로 활기 없는 생활의 연속이었습니다.

이러한 와중에 지난 5월 31일자 주요 일간지에 게재된 '홍삼 엑기스 당뇨병에 특효' 란 제하의 한국 담배인삼공사 충남 지사 이부경 지사장님의 투고 기사 내용을 읽었습니다.

6월 16일 청양지점을 찾아 한두열 지점장님의 안내 설명을 들은 후에 우선 홍삼엑기스 1개월분을 구입하여 1일 5회 원액을 그대로 복용시켰습니다.

처음에는 원액이 약간은 쓴맛이 있어 먹기에 다소 힘이 들었으나, 양약은 입에 쓰다는 말대로 꾸준히 복용시켰습니다. 1개월이 지난 지금은 당이 나오지 않으며(glucos test stick 간이검사), 본인은 더욱 자신감을 갖고 외출할때도 홍삼엑기스를 지참하여 1일 복용 횟수를 엄수하고 있습니다.

1개월 복용 후에 다시 1개월 분을 추가로 복용하고 있는데, 복용전에 비하여 식사도 조절하면서 잘하고 있으며, 하루하루의 생활도 생기 있게 하고 있습니다.

앞으로 상태를 보아 계속하여 3개월 동안 착실하

게 복용시켜 의학적인 진단을 받아 다시 그 효능을 널리 알리고자 합니다.

　이러한 계획을 갖게 된 계기는 지난 7월 20일자 중도일보 14면에 실린 제1회 고려인삼 국제학술대회에서 발표한 기사를 보고 나서입니다. 내용 중에 그 홍삼의 항암 효능이 밝혀져 있었습니다. 또한, 7월 24일자 중도일보 14면에 일본 오사카는 시립 모자보건센터 오기타 박사의 학술 발표 내용에도 인삼은 갱년기의 여성 환자에게 획기적인 효과가 있다는 것을 감안하여 일석이조의 효과를 얻고자 함이며, 우선 복용 중간효과를 발표해 드리고, 다음 기회에 지면이 허락된다면 투고의 영광을 갖고자 합니다.

피로가 사라지고 온몸에 생기가 불끈
- 배 금 용

저는 충남 조치원에 살며, 슬하에 2남 3녀를 둔 57세의 평범한 가정 주부입니다.

8년전 의사로부터 당뇨병이라는 진단을 받고는 인생의 허무함을 느끼고 자식들의 앞날을 걱정하였습니다. 남편과 저는 우리의 생계 수단인 진주상회를 운영하면서 하루하루를 빈틈없이 바쁘게 생활하다 보니, 1990년 3월에 병세가 더욱 악화되어 병원에 입원하는 상태에 이르고 말았습니다.

검사결과 혈당치가 250~300mg/dℓ 에 이르렀습니다.

그러나 병원 입원 치료 이후 자각 증상의 호전 없이 퇴원하여 하루하루를 피로와 인생 무상을 느끼며 지내던 중 일간지에 게재된 이부경 박사님의 당뇨병에 대한 효능을 읽게 되었습니다. 29살난 큰자식이 저를 위해 홍삼엑기스를 구입해 주어 자식 키우는 보람을 느끼며, 피로와 고통에서 벗어나고자 복용 방법에 따라 6병을 복용하였습니다. 그런데 짧은 복용 기간임에도 피로한 증상이 회복되고 온몸에 생기가 도는 것을 느낄 수 있었습니다.

지금은 진천중학교에서 당뇨병을 앓고 있는 분에게 권하고 있습니다. 아직 혈당치 검사를 해 보지 않았으나, 앞으로 계속 복용하면서 혈당치 검사도 해 볼 계획입니다. 홍삼 엑기스가 있음으로써 다행히도 저의 건강을 되찾을 수 있게 될 것같아 꾸준히 복용하고 있습니다.

복용 한 달 만에 탁월한 혈당 강하 효과

- 김 연 배

　저는 금년 나이 46세입니다. 체중은 72kg이니 누가
보아도 건강하게 보였던 체격이었습니다.

　그런데 작년 봄부터 체중이 10kg 이상 줄고 갈증
이 심하게 와서 틈만 있으면 물을 마셔야 했습니다.
1989년 6월에 종합진단을 받은 결과, 혈당치가
485mg/dℓ 의 심한 당뇨병으로 나타났습니다.

　그 후부터 매일 병원에 다니면서 치료를 받았습니
다.

　병원 치료를 1개월쯤 하여 갈증 해소는 되었지만,
혈당치는 크게 차이가 없어 계속 병원 치료를 받던
중 담배인삼공사에서 홍보하는 홍삼 엑기스를 2일에

1병(30g)씩 복용하였습니다 그리고 1개월 후에 혈당을 조사하니까 현저히 떨어지고, 갈증도 완전히 해소되었음을 알 수 있습니다.

병원에서 1개월분 씩 주는 약을 계속 복용하면서 홍삼 엑기스를 거르지 않고 먹었더니, 8개월 후인 금년 2월부터는 혈당치가 120mg/dℓ 로 정상화되었고, 체중이 다시 70kg으로 회복되었습니다.

지금도 병원 약은 먹지 않지만, 홍삼 엑기스는 3일에 1병(30g)을 계속 복용하고 있습니다. 홍삼 엑기스는 당뇨병 뿐만 아니라 위장에도 좋은 효과를 보았다고 느꼈습니다.

저와 같이 당뇨병으로 고생하시는 여러분들께 홍보하고자 사례 말씀을 드립니다.

하루 20리터 물 먹던 하마, 소갈증에서 해방 - 김동흔

　저는 충남 공주시 중동(4거리)에 위치한 가전제품 전파사(성전사)를 경영하는 상인입니다. 20여 년을 건강한 몸으로 오직 일하는 것을 낙으로 삼으며 행복하고 단란한 가정을 꾸려온 가장입니다.

　그런데 금년 5월 중순경, 이게 왠일입니까? 어깨가 축 늘어지며 한걸음도 걸을 용기가 나지 않고 갈증이 나는 것이었습니다. 나날이 피로감은 더해 가고 시력은 흐려져 무슨 일을 하려면 눈이 침침하였습니다.

　건강하던 내가 갑자기 맥이 확 풀릴 정도로 피로함을 느꼈을 때 하늘이 무너지는 느낌이었습니다. 나는 별의별 생각이 다 들었습니다. 갈증이 심하여 하루에 물을 20ℓ 들이 두 주전자를 먹어도 갈증은 해소되지 않았습니다.

겁이 난 나는 6월 17일 시내 이경석 의원과 이명근 내과에서 검진을 하였습니다. 그 결과 혈당치 370mg/dℓ 의 당뇨병으로 판명되었습니다.

100~120mg/dℓ 가 정상이라는데, 370mg/dℓ 의 대단히 높은 혈당치였습니다. 어쩔 수 없이 의사의 처방대로 치료를 받았습니다. 아마 인슐린 주사를 맞았을 겁니다.

그 이튿날 볼 일이 있어, 시내 버스를 타고 가던 중에 우연히 차 안에서 한 손님이 자기 친구가 홍삼엑기스를 먹고 당뇨병이 완치되었다는 말을 전해 들었습니다. 나는 집에 돌아오는 즉시 담배인삼공사에 근무하는 친구 박영일 씨한테 문의했더니, 실제로 효과가 있다는 말을 듣고 3통을 갖다 주도록 요청, 그 날부터 먹기 시작했습니다.

불과 4~5회 정도 복용 후 였습니다. 이게 왠일입니까? 신기할 정도였습니다. 하루에 20ℓ 들이 두 주전자의 물을 마셔도 해소되지 않던 갈증이 없어졌으니, 나는 참으로 이것만으로도 새 세상을 만난 것 같았습니다. 나는 완치될 때까지 계속 먹기로 마음속 다짐했습니다.

그 뒤 10여 일이 지나 검진을 해 보니 혈당이 122mg/dℓ로 완전히 정상을 되찾아 일에 충실하고 있습니다. 1개월 정도 더 복용한 후에 병원에 가서 진찰을 받을 계획입니다.

당뇨병으로 고생하시는 분들이 있다면 자신 있게 권하고 싶습니다.

우리나라에서 홍삼 엑기스와 같은 좋은 제품이 생산된다는 것이 아주 다행스러운 일이며, 꾸준히 복용하면 반드시 완치되어 건강하게 지낼 수 있음을 확신하는 바입니다.

이 제품을 만들어 내기까지 수고하신 분들, 그리고 소개에 주신 모든 분들게 감사드립니다.

이 기쁜 소식을 당뇨병 환자들에게

- 홍님희

안녕하십니까?

저는 충남 부여읍 구아리 225번지에 사는 금년 나이 75세의 홍님희라는 할머니입니다.

'1989년 가을에 대전 한방병원에서 평상시 앓아 오던 고혈압을 진찰받던 중에 혈액 및 소변 검사 결과 당뇨병 증상이 있다는 사실을 알게 되었습니다.

초기 당뇨병 증상은 시력 장애와 혈당량 350mg/dℓ를 초과하였습니다. 그래서 대전 을지병원에서 치료를 받았고, 식이요법과 한방·가정요법 및 좋다는 약은 다 먹고 달구지 뿌리까지 먹어 보았으나 전혀 효과가 없었습니다.

또 주위 사람들의 소개로 인슐린 주사를 맞아 보려고 하였는데, 인슐린 주사는 한 번 맞으면 평행 맞아야 한다는 주위 사람들의 충고와 친척들의 충고 때문에 망설이고 있었습니다.

그러던 중 금년 4월 초에 신문 사이에 끼어있는 한국담배인삼공사 부여지점의 '당뇨병에는 홍삼 엑기스가 특효' 라는 팸플릿을 보고, 속는 셈 치고 그동안 복용하던 약들을 모두 중단하고 이 때부터 3개월 동안 홍삼 엑기스를 복용하였습니다.

홍삼 엑기스를 복용한 결과 혈당치가 350mg/dℓ 에서 280mg/dℓ 로 떨어졌고, 시력도 상당히 좋아졌음은 물론, 갈증도 해결되어 음식도 잘 먹게 되었습니다.

홍삼 엑기스 한 통을 약 7~8일에 걸쳐 복용하였습니다. 계속 홍삼 엑기스를 복용하고 있으며 홍삼 엑기스야말로 당뇨병에 특효라는 것을 당뇨병 환자들에게 권유하고 싶습니다.

그리고 담배인삼공사에 하고 싶은 말은 우리나라에는 당뇨병 환자가 많으니 널리 선전하여 많은 사람들이 병을 치유할수 있도록 하여 주시기 바랍니다.

복용 두 달 만에 절반으로 떨어진 혈당 (1) - 유 달 준

  본인은 충남 온양에서 주류도매업(주식회사 온양상사)을 하고 있으며, 72세의 노년에 접어든 사람입니다.

  그 동안 비교적 건강한 편이어서 공직 생활을 거쳐 이 사업을 하는 동안에 술도 잘 마시고 아무 탈 없이 지내왔습니다.

그런데 지난 1986년 봄부터 피로가 자주 오고 체중이 점점 감소되므로 이제 늙은 몸이라 그러려니 하고 영양제 및 피로회복제를 가끔 먹어 가면서 그냥 생활하여 오다가 아무래도 이상하여 병원에 가서 진찰을 하여 보니 혈당치 350mg/dℓ 의 당뇨병이라는 진단을 받고 깜짝 놀랐습니다.

그 후 병원 처방에 의하여 약을 복용하였습니다. 또한 당뇨에 좋다는 산약(민간요법)도 많이 복용하였으나, 혈당치가 증가하지는 않았지만 몸의 피로한 상태라든지 체력의 회복등에는 특별한 효과를 보지 못하여 사업 경영에 체력의 한계를 느끼고 괴로워 하였습니다.

그러던 중 1990년 5월경 한국담배인삼공사 온양 지점장님께 주류판매업소의 홍삼액 판매에 따른 협의차 저의 업소에 심방하여 홍삼에 대한 복용 효과 및 홍삼 엑기스의 소주 칵테일 판매에 따른 상담과 정담을 나누던 중, 본인이 당뇨로 고생하고 있다는 말을 듣고 홍삼 엑기스를 복용해 보라고 권유하면서 복용 방법을 상세히 설명하여 주었습니다.

그리하여 "삼이란 원래 영약으로 이름난 것이니까 복용해도 해는 없겠지" 하고 당일로 우선 2통(6갑)을 부탁, 구입하여 하루에 5회 정도 계속 복용하였습니다.

구입한 2통을 거의 다 먹을 무렵이 되니까 평상시

보다 밥맛이 좋고 피로를 덜 느끼는 등 몸이 상쾌해 진 느낌이었습니다.

그리하여 2개월을 꾸준히 복용하고 병원에 가서 측정하여 보니 이게 왠일입니까? 350mg/dℓ 라던 혈당치가 150mg/dℓ 로 떨어졌다는 것입니다. 그 순간 이 보다 더 반가운 일이 어디에 또 있겠습니까?

이 지점장님께 마음속으로나마 감사함을 느끼면서 지금까지 계속 복용하고 있습니다. 정말로 탁월한 효과를 보아 지금은 술도 잘 마시고 유쾌한 생활을 하고 있으며, 술좌석 및 각종 모임등 친지들을 대할 때 마다 홍삼 엑기스를 복용하라고 자랑삼아 권유하고 있습니다.

복용 두 달 만에 절반으로 떨어진 혈당 (2) - 이 강 우

　본인은 10여 년 전부터 당뇨병으로 몸이 쇠약해지고 갈증이 생겨 양약을 계속 복용하였습니다. 그러나 별 효과를 보지 못하고 고생하던 중에 담배인삼공사에 근무하는 친구의 권유로 홍삼 엑기스를 복용하게 되었습니다.

　그런데 복용하기 전에는 혈당치가 300mg/dℓ 이상이었으나, 홍삼 엑기스를 복용 한 후에는 150mg/dℓ 이하로 떨어져 몰라볼 정도로 몸도 좋아지고 갈증도 없어 계속 복용하고 있습니다. 앞으로 홍삼 엑기스가 널리 홍보되어 당뇨병으로 고생하는 사람들이 많이 복용하여 효과를 보았으면 좋겠습니다.

당뇨병의 고통에서 벗어나는 길

- 최 병 성

　당뇨병이란 우리 몸 안에서 혈당을 조절하는 기관인 췌장에서 분비되는 인슐린 호르몬이 그 기능을 제대로 발휘하지 못해 당분의 혈중 농도가 지나치게 높아져서 소변으로 나오는 질환이라고 알고 있습니다. 어느 병을 막론하고 병을 좋아하는 사람은 없습니다. 그런 중에도 당뇨병은 병 중에서 최고급 병이라고 말들을 하고 있습니다.

　그런데 어느 날 갑자기 나에게 그 병이 찾아왔습니다. 반갑지도 또 기다리지도 않던 것이 말입니다.

　어느 날 몹시 갈증이 나고 무릎에 힘이 없어 허둥지둥 걸어지는 등 피로가 오며 이상한 통증이 왔습니다. 하루는 외과병원에서 혈당 검사를 받았습니다.

결과는 당일에 나오지 않고 2일 후에 알게 되었는데, 혈당량 380mg/dℓ 이란 수치가 나왔습니다. 갈증과 피로는 날이 갈수록 더욱 심해졌습니다.

목욕탕에 가서 목욕을 마친 후에 체중을 달아보았습니다, 평소 75kg 나가던 체중이 71kg으로 4kg나 줄었습니다.

이제 당뇨병이란 느낌이 들면서도 한편 의심이 가기에도 다른 병원으로 옮겨 검사를 받기로 하고 의사의 지시대로 물 한모금 마시지 않고 공복에 검사한 결과 혈당량 230mg/dℓ 의 수치가 나왔으며, 식수 2시간 후에 결과는 380mg/dℓ 라는 수치가 나왔습니다.

병원에서는 환자에게 위로는 못 할망정 겁을 주며 인슐린 주사를 맞아야 한다면서 준비를 하고 있었습니다. 겁에 질린 나는 인슐린이 무엇인지도 모르고 맞아도 내일 맞겠다고 미룬 다음 병원을 빠져 나왔습니다.

나는 그 때부터 당뇨병 환자를 찾기 시작했습니다.

그들의 얘기도 들어 가면서 병원 치료를 계속했으나, 결과는 전과 다름없이 이렇다 할 효과가 없었습니다.

병원 치료를 받아 가면서도 당뇨에 좋다는 것은 다 해봤습니다. 심지어는 달개비풀도 삶아서 먹어보았습니다. 그러나 날이 가면 갈수록 병은 더욱 악화되는 것 같았습니다.

소변 검사 시험지에 검사를 해봐도 새까맣게 당이 섞여 나오는 것이었습니다.

그러던 어느날 인가, 신문에 당뇨병에는 홍삼 엑기스가 최고라는 한국담배인삼공사 당진지점의 광고물을 보고 그 곳으로 찾아갔습니다. 담당자를 만나 당뇨병에 대한 얘기를 했더니, 지점장님 그리고 사원께서 친절하고 자세하게 복용 방법 및 효능에 대하여 말씀해 주셨습니다.

홍삼 엑기스 속에는 비누 성분을 가진 사포닌이 들어 있어 췌장을 말끔히 씻어 내는 역할을 하므로 완치가 될 수 있다는 설명이었습니다.

그리고 1일 5회 정도 복용하면서 3통 정도 9병을 복용할 수 혈당을 재 보면 깜짝 놀랄 정도로 혈당이 떨어진다는 설명도 덧붙였습니다.

그 날 나는 엑기스 3통을 사가지고 집에 돌아와 하루 5회를 식단 맞추어 복용했습니다. 그 동안에도 소변 검사를 계속 했는데, 1통을 복용한 후부터는 소변 검사 시험지에 새까맣게 묻어 나오던 당이 가끔은 안 묻어 나올때도 있고, 먼저보다 색깔이 흐려지게 나타나기도 했습니다.

치료가 되는 것을 느낀 나는 희망을 가지고 열심히 3통을 다 먹은 후에 병원에 가서 검사를 받았습니다. 공복시 137mg/dℓ, 식후 160mg/dℓ 의 수치가 나왔습니다.

의사의 얘기로는, 혈당 수치는 정상이나 당뇨병이란 완치가 있을 수 없다며 방심하지 말고 치료를 계속 하라는 것이었습니다.

그 동안 병원에서 주는 약도 1개월 정도는 먹었습니다. 지금은 체중도 75kg으로 정상을 되찾았으며, 당뇨는 이제 내게서 멀어져 간 것 같습니다.

주변에 당뇨 환자가 많이 있어 나의 체험을 그대로 얘기했더니 홍삼 엑기스를 먹기 시작했는데, 그

중 한 사람은 많이 좋아졌다면서 병이 다 나으면 나에게 한턱을 내겠다고 고마워 했습니다.

난 생각합니다. 당뇨병이란 결코 두려워할 만한 질환이 아니며, 의사들이 말대로 완치가 불가능한 병도 아니라는 것을, 당뇨병의 고통에서 벗어나는 길은 오직 홍삼 엑기스 뿐 이라는 것을 알게 되었습니다.

이 사실을 일깨워주신 인삼공사 당국자 들에게 감사를 드립니다.

한 달 만에 되찾은 생기와 웃음
- 전 정 예

　당뇨병으로 10년 이상을 고생한 주부입니다. 당뇨병을 고치기 위하여 병원에도 수없이 찾아다니고, 한약·양약·민간약 등을 먹고 식이요법도 별로 효과가 없었습니다.

　홍삼 엑기스가 당뇨에 좋다는 말을 들었으나, 당뇨에 좋다는 약은 안 먹어 본 것이 없는지라 대수롭지 않게 생각했습니다.

　당뇨가 너무 심해, 50이 채 안 된 여자가 부엌일은 커녕 방 한 번 닦지 못하고 누워 살다시피 하루해를 넘기곤 했습니다.

　그런데 지난달 6월 초순경 저의 남편이 신문(서울

신문 5월 31일자) 한 장을 가지고 와서 보라고 하기에, 저는 눈도 침침하고 해서 남편보고 읽으라고 하였더니, 당뇨병에 홍삼 엑기스를 1개월 내지 2개월 복용하면 완치할 수 있다는 이부경 박사님의 확고하고 자신에 찬 기사 내용이었습니다. 저는 남편의 권고로, 지난달 6월 5일부터 홍삼 엑기스를 복용하게 되었습니다.

하루에 5회 이상 복용하고 7월 초순경 본인이 자주 다니는 이리 원광대학병원에 가서 혈당량을 재봤더니, 190mg/dℓ가 약간 넘을 정도였습니다. 홍삼 엑기스를 먹기 전에는 혈당량이 360~370mg/dℓ를 넘었습니다.

지금은 당뇨 증세가 현저히 감소되어 마을 출입은 물론 시장에도 다니고 집안일도 돌봐 가정에서 새침과 웃음을 되찾았습니다.

정말 홍삼 엑기스가 너무 너무 고맙고 감사합니다. 저는 홍삼 엑기스로 당뇨가 완치되더라도 계속 보용할 예정이며, 당뇨에 시달리는 여러 사람들에게 권합니다.

"어이, 정말로 살 맛 나네!"

- 정규호

당뇨병….

이 병은 참으로 고질적이며 무서운 병인가 봅니다. 지금으로부터 3년 전, 당이 나온다는 의사의 진단을 받고 참으로 놀라지 않을 수 없었습니다. 별다른 어려움 없이 평온하게 지내온 우리 가정에 근심이 생긴 것입니다.

좋다는 약을 빼놓지 않고 거의 복용하였으나 별로 차도를 느끼지 못하였고, 보람 없는 생활을 하여야만 했습니다. 직장에 출근하면 아침부터 온몸이 나른하며 극도의 피로감에 젖는데다 일할 의욕이 떨어지고 만사가 귀찮았습니다. 75kg 나가던 체중이 65kg도 안 되게 줄고 나의 몸이 야위어 가는 것을 피부로 느낄 수 있어 참으로 심각한 상태였습니다. 어떻게 해야만 이 병을 고칠 수 있을까?

어른들의 말을 듣고 달개비풀, 달맞이꽃 등 사약을 구하러 시골을 헤매던 일이 참으로 주마등과 같이 떠오릅니다. 열심히 달여 먹었으나 별로 차도를 느끼지 못하였습니다.

하는 수 없이 대전 충대부속병원에서 진찰한 후에 입원을 하였습니다. 혈당치가 600mg/dℓ를 넘어서 의사의 강력한 권고에 따른 조치였습니다. 약 10여 일을 입원 치료하고 퇴원할 당시 혈당치는 208mg/dℓ이었습니다.

퇴원 후 식이요법에 주력하는 동시에 한약을 계속 복용하였습니다. 그러나 퇴원시보다 혈당치가 약간씩 또 올라가므로 참으로 염려가 되었습니다. 이렇게 어려운 나날을 보내던 중에 드디어 나에게 구세주가 나타났습니다.

우연히도 금산 담배인삼공사에서 홍보하는 홍보지를 본 것입니다. 당뇨병에는 홍삼 엑기스가 좋다는 홍보물이었습니다.

나는 반신반의하였습니다.

"과연 홍삼 엑기스가 당뇨에 좋은가?" 그래서 이웃 친지들 또는 직장 동료들과도 상의하여 보았습니다.

"밑져야 본전이라는 옛 속담처럼 한번 복용하여 보지 그래!"

직장 동료들의 권고였습니다.

복용을 할까 말까 망설이던 중에 서울신문(1990. 5. 31 목요일)에 '홍삼 엑기스 당뇨병 치료에 특효, 담배인삼공사 이부경 박사 민간요법 개발' 이라는 기사를 보았습니다. 의심이 나서 또 한 번 읽어 보았습니다.

정말로 반가운 기사였습니다. 치료는 되는 모양이구나, 혼잣말처럼 중얼거리고 직장에 출근하여 금산 담배인삼공사에 전화로 문의하였더니, 공사 직원이 친절하게 상담하여 주었습니다.

신문 기사 내용이 사실이라면서, 이제까지 여러 사람이 홍삼 엑기스를 복용한 후 혈당치가 감소되고 변화가 오고 있으며 완쾌되어 가는 사람도 있다는 이야기를 들었습니다. 나는 담배인삼공사 금산 지점을 방문하여 다시금 자세한 설명을 들은 후에 3병들이 2통을 사가지고 와서 그 날부터 하루에 5~6회 정도 꾸준히 복용하였으나, 별로 효과가 있는지 느낄 수가 없었습니다.

다시 2통을 사가지고 계속 복용하니, 밥맛이 좋아지고 기분이 좋은 것을 느꼈습니다. 내가 평소에 체크하던 리트머스 시험지로 측정해 보았더니 경과가 좋은 것을 보고 그 날 바로 병원에 가서 체크해 보았습니다. 그랬더니 혈당이 114mg/dℓ로 떨어져 있어 완전 정상임을 알 수 있었습니다.

"어이! 정말로 살 맛 나네!" 확실히 홍삼 엑기스의 위력을 알 수 있었습니다. 지금도 약간 양을 줄여서 계속 복용하고 있습니다.

이제는 정말로 근무할 의욕이 생기고 세상 사는 재미가 납니다. 우리 가정도 이제 평화로운 가정으로 되돌아온 것을 감사드리며, 여러 가지 연구를 하셔서 도움을 주신 담배인삼공사 이부경 박사님께 진심으로 감사를 드립니다.

" 그는 의사도 아닌데··· "

- 강 완 규

이부경 박사는 나의 동창생이고 고향도 같거니와 한때 농림부의 한 사무실에서 같이 근무한 일도 있어 누구보다도 그를 잘 알고 있는 처지입니다.

그는 항상 일벌레라는 별명을 가지고 사무실에서 하루 10시간도 더 일을 해 온 억척스러운 공무원이 었습니다.

그런 그가 언젠가 내가 당뇨병이 생겼다니까 고기를 많이 먹지 말라는 충고를 해 주었습니다. 그러나 나는 일명 식도락가라는 애칭을 받아오면서 기회가 있는 대로 맛있는 음식, 소문난 음식점을 찾아다니며 친구들과 함께 좋은 음식 먹는 일을 취미 중의 취미로 생활 하여 왔습니다. 그런 멋으로 세상을 살고 있는게 고기를 먹지 말라 하니, 그는 나의 취미생활을 짓밟는다는 느낌으로 거부 반응이 생겨났습니다.

그런 생활 속에서 컨디션이 좋지 않아 병원을 찾아가 검진을 해 보니 당뇨병이 생겼다는 것입니다.

때마침 이 박사는 어느 날 당뇨병의 예방과 치료법에 관한 연구 결과를 발표했는데, 당시 신문마다 대서 특필되어 나왔습니다. 나는 그가 의사도 아닌데, 당뇨병을 연구했는데 하고 그 발표를 반신반의 하였습니다.

어느 날 전화를 할 기회가 있어 나의 실정을 얘기 하니까 고기를 먹지 말고 홍삼 엑기스를 꾸준히 먹어보라기에 그가 시키는 대로 하였더니, 꼭 2개월만에 혈당치가 정상으로 돌아왔습니다.

그래서 기쁘고 감격스러워, "자네, 의사도 아닌데 당뇨병을 고치나 했더니 나도 의사가 되었으면 당뇨병을 고칠수 없었지. 의학을 하지 않고 농학을 공부한 것 덕분이야" 하는 대답이었습니다.

이렇게 해서 건강이 좋아져 병원 신세도 지지 않

게살게 되었는데, 그 후 3개월쯤 되니까 다시 컨디션이 좋지 않아 진찰을 받아 보았더니 다시 혈당치가 올라갔다고 합니다. 그래서 이 박사에게 전화를 걸어 "자네 치료법은 재발되는 치료법이군" 하는 푸념을 했더니 "자네 고기를 또 먹었구먼" 하여 호통을 쳤습니다. 내가 고기는 입에 대지 않고 있다니까 고기 안 먹고 재발될 까닭이 없다고 야단하기에, 고기 대신 생선을 많이 먹었다고 했습니다.

그랬더니 생선도, 물고기, 즉 고기와 똑같은 결과가 된다는 설명이었습니다.

나는 이 친구의 말을 믿고 다시 생선도 절제하면서 홍삼 엑기스를 열심히 복용하여 그 후 3개월 만에 정상으로 회복이 되었습니다.

그래서 "자네는 당뇨 귀신이네" 하며 나의 당뇨병을 고쳐 준 일에 대하여 극진한 찬사를 보내며 "자네가 나의 진정한 친구일세" 하면서 감사하며 살아가고 있습니다.

당뇨병은 유전병이 아니다?

- 김 원 갑

    나는 무역회사에 다니고 있는 42세 된 청년입니다. 나는 35세 때 당뇨병이 있다는 진단을 받고 이 병을 고치기 위하여 조깅, 수영, 등산 등 운동도 열심히 해오고 있으나, 나의 당뇨병은 그대로여서 많은 걱정을 해오고 있고, 그 좋아하던 일도 손에 잡히질 않고 있었습니다.

    우리 아버지도 당뇨병이고 어머니도 고혈압에 당뇨병이 겹쳐 있어 나도 당연히 유전되는 당뇨병으로 알았습니다. 결국 이 병으로 일생을 그대로 지내다가 끝나는 줄 믿고 태산 같은 걱정을 하여 왔습니다.

    그러던 중 이부경 박사님이 쓰신 <건강 혁명>이란

책을 읽고, 당뇨병은 유전도 아니며 후천적인 병이어서 치료가 가능하다는 사실을 알고 깜짝 놀랐습니다.

모든 의사 선생님과 주위의 당뇨병 환자들 얘기로는 당뇨병은 유전이라 평생 가지고 사는 질병이라 듣고 있어 그리 굳게 믿고 있었는데, 유전병이 아니라 하니 한편으로는 거짓말 같기도 하고 한편으로는 유전병이 아니기를 간절히 바라면서, 이번에도 속는 셈 치고 이 박사님의 치료법을 믿어 보기로 했던 것입니다.

평소에 나는 술과 고기를 좋아하고 하루도 빠짐없이 고기를 즐겨 먹고 있는데, 이것은 우리 부모님 식성과 똑같은 것이었습니다. 그런데 이 박사님이 당뇨병의 원인 즉, 고기를 많이 먹고 생기는 병이라고 주장하는 데 수긍이 가기도 하였습니다.

시중에는 당뇨병에 관한 책도 많고 치료약도 많이 있으나 그런 것에 의지해 온 나는 이번에도 속는 것이 아닌가 생각되었습니다. 하지만 그 분의 살아오신 경력과 글 내용으로 보아 남을 속이거나 거짓말을 하실 분이 아니라고 믿고 이번에는 꼭 그대로 하여 보기로 하였습니다.

세상이 모두 당뇨병은 고치지 못하는 고질병이라 하는데 홍삼 엑기스로 고친다니 거짓말같이 느껴졌지만, 어쨌든 나의 당뇨병을 고치는 마지막 기회로 알고 책에 나와있는 대로 홍삼 엑기스를 한 번에 5g, 하루에 다섯 번을 꼭 지키고, 또 고기 생선을 일절 먹지 않고 치료를 해 보았습니다.

꼭 열흘이 지나니까 피로가 없어지며 소변도 맑아지고 의욕이 생겨나는 듯했습니다. 이 때 힘을 얻어 그 기준대로 2개월을 복용하고 나니 240까지 올라가 있던 혈당치가 140으로 떨어졌고, 그 힘을 빌려 3개월을 먹고 나니 120으로 뚝 떨어졌습니다.

얼마나 기쁘고 다행한 일인지 감격에 감격뿐이었습니다. 이제는 당뇨병에서 완전히 탈출하여 정상적인 건강 생활을 유지하고 있습니다.

이 박사님! 정말 감사합니다. 오래오래 건강하십시오.

고기를 좋아한 부부에게 닥친
동반 당뇨병　　- 박세영

나는 80세가 넘은 노인입니다.

예전에 약 30여 년간 버스 기사를 해 온 사람인데, 우리 부부는 똑같이 당뇨병에 걸려 고생을 하여 왔습니다. 노년기의 건강을 위하여 꾸준히 등산도 해오고 있습니다.

어느 해 종합검진을 하여 보니, 우리 부부는 똑같이 고혈압에 당뇨병이 있다는 진단을 받았습니다.

처음에는 병이 있는지 없는지를 잘 몰랐으나, 당뇨병이 있다는 진단을 받고는 소변 냄새가 진하게 나는 것도, 또 거품이 나는 것도 느끼게 되었고, 기운도 없어진 것같이 느껴졌습니다. 그러더니 눈까지 침침해지고 귀에 소리도 잘 들리지 않게 되었습니다. 할머니는 귀에서 소리까지 난다고 하였습니다. 당뇨병의 합병증이 생긴 것 같았습니다.

기운도 없고 어지럽기도 하여 영양 부족인 것 같아 삼겹살과 불고기, 또 개고기도 자주 먹기도 하였으나 병세는 점점 깊어지는 느낌이었습니다. 가끔 보건소에 가서 혈당치도 재 보고 하였으나, 혈당치가 점점 높아진다는 말을 들었습니다. 보건소에서는 인슐린 주사를 맞아 보라 하였으나 한 번 맞기 시작하면 죽는 날 까지 맞게 된다하여 말리는 사람도 있어 주춤거리다 보니 그냥 그대로 지나쳤습니다.

그런데 우리 친척 중에 당뇨병으로 고생을 하다가 이부경 박사님을 찾아가 그 원인과 피료법을 배우고 홍삼 엑기스로 당뇨병을 완전히 고쳤다며 이 박사님을 찾아가보라고 하기에 이 박사님을 찾아가 본 것입니다.

만나자 마자 이 박사님은 "영감님은 내외분 다 같이 고기를 너무 많이 잡수셨구만요" 하기에 고기를 똑같이 좋아한다고 하니, 이제 부터는 고기를 절대로 잡숫지 말고 채식 원칙으로 생활하면서 홍삼 엑기스를 복용하라고 하기에 그렇게 해 보겠다고 약속하고 그 날부터 이 박사님이 처방해 주는 대로 홍삼을 복용하여 왔습니다.

당뇨병 치료에 홍삼 엑기스를 3~4개월만 복용하면 될 것이나 병세가 심하면 5~6개월도 걸릴 수 있다고 하였습니다. 그러나 나의 경우는 6개월을 먹어도 혈당치가 완전히 내려가지 않아 이 박사님을 원망도 하였으나 기왕에 시작했으니 한두달만 더 해 보라고 하기에 1년이 더 걸리더라도 고치고 말겠다는 굳은 신념으로 계속하였던 것입니다.

1년이 다가오면서 혈당치가 내려가는 것을 확인하고 끈질게 하였더니, 드디어 원상으로 돌아왔습니다. 나는 하도 감사한 마음에서 1년이 걸렸어도 고쳐졌으니 이것은 이 박사님의 덕으로 생각하며 감사하였고 1년만에 이 박사님을 찾아가 큰절을 하면서 감사의 뜻을 표했습니다.

진실로 이 박사님의 은혜로 여생을 건강하게 살게 된 점 감사하게 생각합니다.

"아주머니, 고기 많이 잡수셨군요"
- 김 영 숙

　나는 대구에 사는 가정 주부입니다. 약 20년 가까이 당뇨병으로 고생하여 왔는데, 어느 일요일 아침 대구 문화방송에서 이부경 박사님의 당뇨병의 원인과 치료법이 방송되어 나왔습니다.

　그 동안 방송에서 당뇨병에 관한 말을 많이 들어 왔으나, 이부경 박사님의 치료법은 하도 이상하여 이제까지 들어 왔던 것과는 전혀 다르게 설명되어 나왔습니다. 그 설명이 하도 빨라 잘 듣지를 못하여 곧바로 우리 딸아이와 함께 서울의 이 박사님을 찾아 갔습니다.

　당뇨병 때문에 찾아왔다고 말씀드렸더니 대뜸 "아

줌마, 고기 많이 잡수셨구만요." 하며 퉁명스럽게 말씀하시는 것이었습니다. 그래서 나는 "고기는 입에 대지도 않고 채식만 하고 있어요." 하고 대답했고 우리 딸아이도 "우리 엄마는 고기 냄새만 맡아도 구역질을 해서 고기는 일절 먹지 않고 있어요" 하며 대답하였습니다. 그랬더니 이 박사님께서는 고기 안 먹고 당뇨병이 생기는 일은 절대로 없어요 하며 다시 호통을 치는 것이었습니다. 사실 고기는 입에 대지도 않고 사는 사람을 보고 고기 많이 먹어 당뇨병이 생겼다 하니, 이건 이 박사님의 공연한 생트집으로만 들려 서운 했습니다.

"아줌마! 지금은 고기를 안 먹고 있지만 5년 전, 10년 전에도 고기를 안 먹었어요?" 이실직고를 하라고 다그치기에 "지금은 안 먹어도 20년 전에는 먹었어요. 그러니까 20년 전에 아이를 6남매를 낳았는데 그 때는 하도 살기가 어려워 산후 조리를 못 했어요. 그러니 몸은 삐삐 말라 들어가 기운도 차릴 수 없게 되었어요. 이러자 주위 사람으로부터 산후 조리 후유증에는 흑염소가 좋다는 말을 듣고 흑염소 7마리를 삶아 먹었어요. 그랬더니 체중이 늘고 살이 오르더니 건강이 완전히 회복되더군요. 그로부터 2년 후에 몸이 시들시들 기운이 없어지기에 병원에 가서 진찰을 받아 보니 당뇨병으로 판명이 났어요." 하고 대답했습니다.

이 박사님은 이 말을 들으시고 "아, 흑염소는 고기가 아닌가요?" 하며 야단을 치시더군요. 나는 이 때 "흑염소도 고기 예요?" 하니, 흑염소도 고기임에는 틀림없어요 하시기에 그렇다면 나도 과거에 고기를 많이 먹은 결과가 되었군요. 하며 이 박사님의 말씀에 동의했어요.

고기가 일단 우리 몸에 들어가면 그 기름리가 몸에 남아 일생 빠져 나가지 않는 법이라는 사실도 알게 되었습니다.

나는 이 박사님이 가르쳐 주신 대로 고기를 안 먹고 홍삼 엑기스를 1일 5회씩 먹기로 하였어요. 그 결과 10일이 지나니 기운이 좀 나기 시작했고, 소변에서 냄새도 안 나고 몸 컨디션이 좋아짐을 느꼈어요. 그로부터 3개월 만에 그 지긋지긋했던 당뇨병이 완전히 고쳐졌습니다.

　얼마나 감사한 일인지 모릅니다. 세상에는 이렇게
훌륭한 분도 계시다는 것을 알고 지금까지 감사 하
고 있습니다.

눈이 밝아지고 정력도 되살아나

- 김 인 택

　나는 울산 소재 모 회사의 중견 사원입니다. 일을 열심히 해온 탓으로 회사에서 많은 대우를 받아 오고 있어 가정적으로도 안정된 생활을 하고 있었습니다. 해외 출장도 자주 하였고 회사 직원들과는 잦은 회식과 등산도 하여 매우 건강한 생활을 해오고 있었습니다.

　그러던 어느 날부터 갑자기 기운이 없고 자주 피로하며 물을 자주 마시게 되고 생활 의욕이 떨어졌습니다. 병원에 가서 진찰을 받아보니 심한 당뇨병에 걸렸다고 합니다. 나는 깜짝 놀라 그 날부터 치료를 받기도 하였습니다.

나는 건강을 위해 등산, 수영, 골프 등 운동도 열심히 해왔고 스트레스도 별로 받지 않으며 즐거운 생활을 하여 왔는데, 왜 이런 당뇨병에 걸렸을까 하며 의사님께 물어 보았더니 체질적으로 또는 가족적 내력으로도 그렇게 될 수도 있다는 것이었습니다.

그 후 의사의 지시대로 열심히 운동도 하고 인슐린 주사도 맞고 있었습니다만, 좀처럼 호전의 기미가 없어 고민중에 있었습니다. 특히 더 심난한 것은 정력이 완전히 없어져 부부생활은 전혀 되지도 않아 한때는 집사람으로부터 의심을 받기도 하였습니다.

그러나 당뇨병 진단을 받고는 이해를 해 주는 편이었으나, 그래도 불평은 가시지 않았습니다.

그렇게 왕성했던 일 욕심도 없어져 동료들이 사람이 달라졌다며 이상한 눈초리로 쳐다보는 듯하여 직장 생활도 재미가 없어졌습니다.

그러던 중에 이부경 박사님께서 쓰신 <건강박사>와 <당뇨대란을 막아라>라는 책을 읽고 당뇨병의 원인과 치료법을 이해하게 되었습니다. 처음에는 의사들의 얘기와 전혀 다르기 때문에 믿기지 않았으나,

그 분은 과거 고위직 공무원이었고 대학 교수까지 하신 분이라는 것을 알고 그 분의 이론대로 치료를 해 보았습니다.

그 분의 치료 기준대로 홍삼 엑기스를 복용하였더니 1개월만에 피로도 완전히 없어졌고 물 마시는 횟수도 정상으로 회복되었습니다. 한때는 계단을 오르내리는 힘도 없었던 내가 이제는 하나도 어려움 없이 되었고, 생활 의욕도 회복되었을 뿐만 아니라, 그렇게 실망했던 정력도 되살아나 가정의 행복에 다시 꽃이 피게 되었습니다. 그렇게 되고 나니 아내는 멀리 살고 계신 장조님께 "엄마 그의 고추가 서게 되었어요" 하는 전화를 걸어 함께 기뻐하는 모습을 보게 되기도 하였습니다.

이렇게 해서 홍삼 엑기스를 3개월 복용하고 나니 처음 370이었던 혈당치가 210으로 떨어졌고 침침하던 눈도 맑게 보이게 되었습니다. 이렇게 해서 앞으로 2개월만 더 홍삼엑기스를 복용하면 완치가 될 것으로 확신하고 완치되는 날을 고대하고 있습니다.

이부경 박사님의 그 놀라운 당뇨병의 원인과 치료

법을 이제 완전히 믿고 이를 널리 홍보도 해 나갈
작정으로 있습니다. 나의 당뇨병을 고치게 해 주신
이 박사님께 큰절을 하며 감사드립니다.

자르는 선

무료상담 초대권

성명 : 나이 :

주소 :

연락처 : 전화번호 :

이무경 박사 상담전화 (031) 383-0477

방문날짜 : 201 년 월 일

이무경 BK건강과학연구원

http://health.hompee.com

※ 상담시 상담권을 제출하세요.